María Emma Espejel Aco

La Escala de Funcionamiento Familiar

AF387693

María Emma Espejel Aco

La Escala de Funcionamiento Familiar

Investigaciones y Resultados

Editorial Académica Española

Imprint

Any brand names and product names mentioned in this book are subject to trademark, brand or patent protection and are trademarks or registered trademarks of their respective holders. The use of brand names, product names, common names, trade names, product descriptions etc. even without a particular marking in this work is in no way to be construed to mean that such names may be regarded as unrestricted in respect of trademark and brand protection legislation and could thus be used by anyone.

Cover image: www.ingimage.com

Publisher:
Editorial Académica Española
is a trademark of
International Book Market Service Ltd., member of OmniScriptum Publishing Group
17 Meldrum Street, Beau Bassin 71504, Mauritius

Printed at: see last page
ISBN: 978-620-2-25465-6

Copyright © María Emma Espejel Aco
Copyright © 2018 International Book Market Service Ltd., member of OmniScriptum Publishing Group
All rights reserved. Beau Bassin 2018

LA ESCALA DE FUNCIONAMIENTO FAMILIAR.

INVESTIGACIONES Y RESULTADOS.

María Emma Espejel Aco[1]

[1] Psicóloga, Maestra en Psicología Clínica, Maestra Terapia Familiar y Doctora en Psicoterapia Psicoanalítica. Correo electrónico: emmaviaje@yahoo.com.mx

DEDICO ESTE TRABAJO CON MUCHO AFECTO A MIS HIJOS, ALUMNOS, INVESTIGADORES Y FAMILIAS PARTICIPANTES.

INDICE

PROLOGO.

La presente publicación de la Escala de Funcionamiento Familiar avalada por la Editorial Académica Española tiene como objetivo dar a conocer a la población científica y en especial a los profesionales de la familia y de la terapia familiar los resultados de diversas investigaciones realizadas a lo largo de veinte años de la primera publicación del Manual de la misma, editada por la Universidad Autónoma de Tlaxcala y el Instituto de la Familia, A.C.

La Escala de Funcionamiento Familiar desde su inicio ha sido acogida como una herramienta útil y confiable para la investigación y gracias a la primera publicación del Manual, otras universidades solicitaron la capacitación a la autora con el fin de manejarla y emplearla adecuadamente. Es así que su aplicación se extendió a otros ámbitos, como son algunos Institutos Nacionales del sector Salud y de la Educación, Fundaciones, Asociaciones y otras instancias; por tales motivos consideramos de justicia e interés compartir los resultados de las investigaciones de la Universidad Nacional Autónoma de México (UNAM), del Centro de Estadios e Investigación sobre la Familia (IFAC), Universidad Juárez del Estado de Durango, de la Universidad Anáhuac, del Estado de México, de la Vasco de Quiroga de la Ciudad de Morelia, de Comunidad y Familia de Chihuahua, Universidad Regional del Sureste (ÚRSE)de Oaxaca, Universidad del Valle de Atemajac (UVM) Campus Guanajuato, Interacción Familiar y Desarrollo Humano (IFADEH) de Morelia, Instituto Mexicano del Seguro Social (lMSS) y otros, e inclusive el Proyecto APOIAR (Laboratorio del Instituto de Psicología) de la Universidad de Sau Paulo, Brasil.

La presente publicación está armada de la siguiente manera: Índice, prólogo, introducción, artículos e investigaciones realizadas en diferentes instituciones, universidades y fundaciones. A continuación, se divide por secciones, la primera de artículos diversos, la segunda de enfermedades crónicas y capacidades diferentes; la tercera corresponde a violencia y la cuarta a distintos tipos de familia, un epílogo para finalizar y como anexo la lista de autores que mencionan la escala y otros. Se incluyen los resúmenes de las investigaciones que ya han sido publicadas.

INTRODUCCIÓN

LA ESCALA DE FUNCIONAMIENTO FAMILIAR, SU ORIGEN Y TRANSFORMACIÓN.

Esta herramienta que ha sido utilizada en tantas investigaciones tuvo su origen en 1981 cuando después de un año de intenso trabajo sobre la familia, acompañada de un grupo de 15 maestros y 20 tesistas de la Facultad de Psicología en la Universidad Nacional Autónoma de México (UNAM), mi Alma Mater, me di a la tarea de iniciar el trabajo.

Como parte de una investigación más amplia promovida en 1980 por el jefe del área clínica de dicha facultad, el doctor Julián Mc Gregor, fui invitada para coordinar la evaluación de 80 familias de una comunidad marginada en la zona sur de la Ciudad de México. El trabajo con el equipo de investigadores me llevo a constatar la ausencia de instrumentos de evaluación familiar en nuestro a país, y, por tanto, a tomar la oportunidad de crear uno con y para familias mexicanas.

Así fue cómo surgió la "Guía Conjunta de Evaluación Familiar", una entrevista semiestructurada con 61 preguntas que exploraban 12 áreas de la estructura y dinámica familiar a saber: la jerarquía, el afecto, la comunicación, los roles, el involucramiento afectivo, las alianzas, las conductas disruptivas, los modos de control de conducta, el territorio, la centralidad, los límites y las áreas de patología. Fue un instrumento validado por jueces expertos del instituto de la Familia y que permitió hacer una evaluación objetiva de las familias de esa comunidad.

Posteriormente en 1987, con los resultados obtenidos, se pudo adaptar dicha guía a un cuestionario de detección comunitaria en una muestra de 500 familias, 100 de la misma zona y 400 de otros puntos geográficos de la ciudad, incluyendo población nativa y población migrante, de clase socioeconómica diversa.

Con la discriminación de itemes y el análisis estadístico se obtuvo el nuevo instrumento reducido a 52 preguntas con un nivel de confiabilidad alpha de Cronbach de .76

Dicho instrumento permitió evaluar distintos tipos de familia y las mismas áreas mencionadas anteriormente. Con dicho instrumento se realizaron varias investigaciones y se generó la demanda, principalmente de universidades, para que se pudieran detectar en las familias los estados de funcionalidad o no.

Fue por ello que nos avocamos a tomar otra muestra de familias clínicas (que consultan) y compararlas con familias de población abierta, hacer de nuevo análisis estadísticos y además análisis factorial con lo que se logró, por un lado, convertir el instrumento a escala, con puntajes crudos globales y totales que pudieron diferenciar muy bien a unas familias de otras, por otro lado, se generó un dispersigrama que gráficamente representó los factores de funcionalidad y disfuncionalidad. Además la franja de comunalidad y la agrupación por áreas del análisis factorial, nos permitió por una parte, confirmar la validez del instrumento con un alpha de Cronbach de .91 y por otra, convertir en factores las áreas originales sin que se cancelarán éstas.

Es así que la escala ya convertida en tal, contó con 40 reactivos, un manual que proporciona los siguientes 9 factores:

- Autoridad
- Control y orden
- Supervisión
- Afecto positivo
- Apoyo
- Manejo de conductas disruptivas
- Comunicación
- Afecto negativo
- Recursos

Tales factores se evalúan con puntajes por debajo de la media y arriba de ésta con una desviación estándar de 2 puntos hacia abajo y 2 puntos hacia arriba de la media, los cuales se convierten en puntaje global y finalmente total, que determina el estado funcional o disfuncional de la familia. Independientemente se evalúa cada factor como positivo o no.

Con estos valiosos datos y el contexto de la entrevista en la que se aplica la Escala, se agregan interacciones dinámico sistémicas que enriquecen integralmente los aspectos cuanti y cualitativos que proporciona.

Con lo anterior y la capacitación que se proporciona con un mínimo de 15 horas se han logrado realizar distintas investigaciones usando la escala como un instrumento efectivo e integral.

Creo que la gran cantidad de talleres que he impartido a lo largo de la República Mexicana con asistencia de grupos multidisciplinarios garantizan un enorme potencial y un semillero para nuevas investigaciones y para comparar las que ya existen con otras áreas del conocimiento.

A continuación se muestran las principales investigaciones que me han sido reportadas, lo cual agradezco y otras que han sido dirigidas por mí y que también agradezco.

PRIMERA SECCIÓN:

Artículos diversos

Instituto de la Familia, A. C.
Análisis Relacional de una Investigación.
Autora Espejel A. M. E.
Fecha: 2015.

Al ser en este Instituto una de las prioridades, la Investigación y considerar a la familia como un sistema intermedio entre el individuo y la sociedad, por nuestro continuo trabajo con la comunidad, nos identificamos mucho con las interesantes investigaciones realizadas por la Escuela de Chicago sobre migración y vida urbana en los barrios marginales de las grandes urbes estadounidenses utilizando diversas estrategias de observación participante herederas de la antropología estructural y la cultural americana, así como de la sociolingüística.

De ahí, que la autora de este trabajo inicia con un grupo de colaboradores, terapeutas familiares todos, el protocolo de investigación a realizarse en la colonia Progreso, Tizapán , San Ángel, una comunidad clase media de la Ciudad de México.

La investigación, pretendió por una parte proporcionar una descripción Sistémica de las familias que no asisten a consulta y por otra, observar variables relacionales entre las familias que le son útiles a ellas y que fueron de interés no sólo para nuestra disciplina, sino también para otras cuyo objetivo es el estudio de la familia. Otra importante pretensión fue observar el proceso que se desarrollaba con los investigadores. Así fue que redactamos los siguientes:

OBJETIVOS:
1.- Observar y registrar el funcionamiento de las familias entrevistadas en su domicilio.
2.- Observar y registrar durante todo el proceso de la investigación la relación con los y entre los investigadores voluntarios.

MÉTODO: Desde la investigación participativa.

POBLACIÓN: Familias radicadas en la Ciudad de México, pertenecientes a diferentes niveles socioeconómicos, que atraviesan por cualquier etapa del ciclo vital y que cuentan con cualquier número de integrantes.

CRITERIOS DE INCLUSIÓN:
- Que nunca habían asistido a un tratamiento de tipo familiar o de pareja.
- Que aceptaron participar en la investigación.

HERRAMIENTAS UTILIZADAS: Aplicación de la Escala de Funcionamiento Familiar en el contexto de una entrevista.

PROCEDIMIENTO DE LA INVESTIGACIÓN: Una vez formados los equipos de investigación e instrumentados los mecanismos de acceso a las familias, una pareja de coordinadores se dirigió a los domicilios para realizar la entrevista dentro de la que se aplicó la Escala.

MUESTRA: La muestra estuvo conformada por 76 familias.

RECURSOS HUMANOS: Para conformar el equipo de investigadores se realizó una convocatoria a maestros y terapeutas en formación del Instituto de la familia. Se contó a un principio con 25 personas.

PROCEDIMIENTO: Una vez que se formó el grupo se realizaron varias reuniones generales con asesores, coordinadores e investigadores para afinar el protocolo que había de ser aprobado por el Consejo Consultivo del IFAC.

En esas sesiones se observó mucho entusiasmo al participar; sin embargo, a medida que surgió el compromiso y la calendarización, el grupo se contrajo hasta quedar solamente cinco equipos de dos, que fueron con las que finalmente se hizo el trabajo de campo.

FASES DE LA INVESTIGACIÓN: La experiencia de dos años de trabajo participativo se dividió en cinco rubros:

1.- INTEGRACIÓN
2._ OBSTÁCULOS
3.- PROCESO
4.-RESULTADOS
5.-CONCLUSIONES.

INTEGRACIÓN: La etapa de integración fue muy rica, llena de expectativas; hubo optimismo y clima multidisciplinario. Se revisaron antecedentes, se discutieron criterios familiares incluyendo tipologías anteriores y actuales, se afinaron criterios de selección y se simularon procedimientos a fin de detectar posibles obstáculos.

Esta fase inicial fue la semilla y la gestación de la aplicación del proyecto de investigación. Profesionales muy experimentados participaron y fueron consultados; a través de ellos estuvieron representadas diferentes instituciones. El propio Instituto de la Familia, el Instituto Nacional de Salud Mental, el Instituto Mexicano del Seguro Social, la Asociación Mexicana de Psicoterapia Psicoanalítica de Grupo, la Asociación Mexicana de Terapia Familiar y la Universidad Nacional Autónoma de México.

OBSTÁCULOS: La segunda etapa, que correspondió a la instrumentación de la investigación, fue también la de presentación de obstáculos, ya que la mayor parte de los investigadores que originalmente estuvieron dispuestos a colaborar a fin de obtener sus tesis de Maestría, se encontraron con el dilema de seguir y dejar su consulta o continuar percibiendo ingresos que les permitían pagar su formación; otros egresados, al tener consultas privadas, tuvieron dificultad para acoplar sus tiempos a los de su pareja co-entrevistadora y a los tiempos requeridos para el seguimiento de la investigación.

Otro argumento reportado fue el de las distancias y el miedo a la violencia generalizada en la Ciudad de México.

Esto último fue una de las causas por las que no se pudo alcanzar la meta de entrevistar a cien familias. La crisis económica y la intensa actividad a la que están sometidas las familias o por lo menos los miembros que trabajan, fue otro obstáculo para visitarlas entre semana limitándose las entrevistas a los sábados por la tarde - noche y los domingos por la mañana, no sólo, por la presencia de los padres, sino por la disponibilidad de los investigadores, quienes al estar también ocupados en la semana solo dispusieron de tiempo en fines de semana.

La falta de experiencia en este tipo de investigaciones y él rigorismo científico de algunos, se consideró también como un obstáculo, ya que no les permitió a algunos incorporar una metodología participativa con enfoque cuali- cuantitativo y dentro de un constructivismo colaborativo. La índole voluntaria, con estímulo académico más no económico, seguramente operó como un obstáculo más, en el caso de los desertores.

PROCESO: La etapa de aplicación de la Escala a través de la entrevista familiar conjunta inició con cinco grupos de investigadores, es decir, con diez personas, puesto que la visita al domicilio la hacían por parejas, requisito para captar no sólo la información verbal, sino para observar las interacciones relacionales entre los miembros de la familia y de ellos con los entrevistadores. Mientras uno de ellos hacía preguntas, el otro anotaba contenido y proceso dentro de la estructura y dinámica de la familia.

La percepción de cada uno comunicada después entre ellos mismos en y después de la entrevista, proporcionó una visión más amplia de la fenomenología de la familia.

El periodo de aplicación de las entrevistas fue realizado simultáneamente por los cinco equipos; la frecuencia de las visitas fue quincenal de tal manera que en las reuniones mensuales de trabajo cada equipo reportaba haber visitado dos familias, lo que daba un total de diez familias por mes.

El tiempo empleado en cada entrevista familiar fue aproximadamente de dos horas.

La aceptación de las familias una vez que recibieron la carta de invitación del Instituto fue alta.

Se observó un trato hacia los investigadores de cooperación, amabilidad, interés y cordialidad.

En cuanto a la información recabada, los investigadores reportaron haber obtenido innumerables datos no sólo del instrumento aplicado, sino de la observación de las interacciones familiares y contextuales desarrolladas al interior de cada hogar y "la satisfacción y el agrado de haber entrevistado a las familias" y, posteriormente, de haber trabajado entre los miembros del equipo en la reflexión de la entrevista y el llenado de los formularios.

En esta etapa se llevaron a cabo las reuniones programadas con los investigadores tanto para describir los procesos, como para calificar las escalas, dar retroalimentación y programar próximos cursos y talleres sobre familias.

RESULTADOS: Se dividen en tres aspectos:

1.- Detección familiar
2.- Detección Relacional entre las familias y el equipo de investigadores.
3.-Equipo de investigadores en el taller permanente de investigación.

En cuanto a la detección de 76 familias encontramos lo siguiente:
- 67 familias con buen funcionamiento 88%.
- 9 familias en estado de disfuncionalidad, 12%.

Tipo de familias:
- Nucleares 59, 77%.
- de otro tipo 17, 23%.

Nivel educativo
- Profesional 40, 50%.
- Preparatoria 15, 19%.
- Secundaria 14, 18%.
- Primaria 7, 10%.

Por tiempo de unión:
- Más de 31 años: 10, 13%.
- Entre 21 y 30 años 13, 17%.
- Entre 11 y 20 años: 34, 45%.
- Menos de diez años: 19, 25%.

DETECCIÓN RELACIONAL DE LAS FAMILIAS Y LOS INVESTIGADORES: Los investigadores que hicieron las entrevistas reportaron lo siguiente:

1.- Haber tenido dificultad para que las familias pudieran ser entrevistadas en sus propios domicilios.
2.- Haber disfrutado mucho de la relación con cada familia una vez que inició la entrevista.
3.- La experiencia de haber compartido con el co-entrevistador fue muy valiosa y re-confortante.

4.- La tarea colaborativa fue de mucho crecimiento, empatía y responsabilidad.

DIAGNÓSTICO RELACIONAL ENTRE LOS INVESTIGADORES EN EL TALLER PERMANENTE DE INVESTIGACIÓN: A las siguientes preguntas:

1.- Como ha sentido y percibido el proceso de la investigación y especialmente desde la perspectiva participativa?
2.- Que sugerencias harían para otras investigaciones?

La respuesta para la primera pregunta fue: Una gran motivación al principio de la investigación, después haber experimentado desilusión. Dijeron que les quedaba clara la ambivalencia y después abiertamente frustración y culpa por:

- No disponer de tiempo suficiente para responder a las demandas de la investigación.
- No darse tiempo para comunicar lo suficiente e intercambiar la experiencia.
- Dificultad para hacer coincidir los tiempos de los equipos, con los de las familias.
- La experiencia de entrevistar a las familias en sus propios domicilios, aún cuando presenta dificultades, resulta ser muy agradable y permite evaluar en vivo diferentes aspectos con textuales.

A la segunda pregunta contestaron:

1.- La necesidad de ampliar los espacios para que las reuniones de los equipos de investigación fueran más abiertas en cuanto a horarios y fechas.
2.- Seleccionar investigadores con más disponibilidad de tiempo.
3.- Tanto asesores, como investigadores propusieron continuar con el trabajo de investigación a pesar de las limitaciones.
4.- sugirieron seguir intercambiando experiencias con otras instituciones dedicadas a la investigación con familias, a fin de contrastar resultados.
5.- Difundir los avances de la investigación con el fin de motivar el seguimiento de la misma.
6.- Consideraron que la investigación participativa es básica para investigar familias, es útil y permite múltiples visiones al considerar los escenarios naturales y los contextos reales.

RESPECTO A LOS INVESTIGADORES Y AL TALLER PERMANENTE DE INVESTIGACIÓN: Dijeron que era claro que para para realizar una investigación de la importancia de ésta era necesario:

1.- Disponer de una infraestructura de investigación que contara con una plantilla de investigadores de tiempo completo o por lo menos de medio tiempo que sean capaces de cumplir con los objetivos en el tiempo esperado.
2.- Abrir más espacios, por lo menos dos, uno matutino y uno vespertino, con objetivos de investigación.
3.- Abrir el campo de la investigación de familias y terapia familiar a otras Instituciones interesadas.

CONCLUSIONES: En cuanto a la integración del equipo de investigación detectamos el interés y la motivación para investigar tanto de terapeutas, como de Directivos y de Instituciones.

Respecto a los obstáculos pudimos ver cómo tanto terapeutas, como Directivos, tienen una sobrecarga ejecutiva, que no les permite entregarse y disfrutar de la investigación.

Durante los procesos, la investigación permitió obtener no sólo datos cuantitativos, sino también cualitativos relacionales donde las intersubjetividades se tocan y se puede lograr objetividad al mismo tiempo en un proceso continuo de valoración y reflexión de cada equipo de trabajo consigo mismo y con los demás.

Los resultados no se limitan a las familias, sino que nos aportan material riquísimo para los investigadores y para la institución que los avala.

Los resultados nos confirman en un alto porcentaje las observaciones y conceptos de los clínicos de la familia y de los profesionales de las ciencias sociales en cuanto a que nuestras Familias Mexicanas, en su mayoría, apoyan, son afectivas, movilizan sus recursos y son flexibles.

Universidad Autónoma de Tlaxcala. Facultad de Ciencias para el Desarrollo Humano.
Los factores de disfuncionalidad de la familia tlaxcalteca.
Jiménez, G . R.[2]
Fecha: 2016.

RESUMEN: Se presentan los factores disfuncionales que reportan los trabajos de tesis de licenciatura y maestría del área de Familia que aplican la Escala de Funcionamiento Familiar de Emma Espejel a familias tlaxcaltecas. Los trabajos se ordenan en 2 líneas: la percepción del funcionamiento y el funcionamiento, el primero es evaluado por un miembro de la familia y el segundo por toda la familia. Los factores más disfuncionales en la percepción son: control y conducta disruptiva, y en las familias: comunicación, autoridad, afecto, afecto negativo y control. Dos factores no son disfuncionales para ninguno de los grupos: Supervisión y Recursos.

PALABRAS CLAVE: Funcionamiento familiar, Factores disfuncionales, familia.

INTRODUCCIÓN: En los procesos de formación profesional del área de Familia (Ciencias de la Familia y Terapia Familiar) de la Facultad de Ciencias para el Desarrollo Humano (FCDH) de la Universidad Autónoma de Tlaxcala (UATx) sin acuerdo expreso se ha construido un marco teórico fundado en la teoría familiar sistémica, y en términos metodológicos se ha tomado la Escala de Funcionamiento Familiar (EFF) como "el instrumento" de evaluación para la intervención.

Al revisar la tesis de maestría: "Relación entre funcionamiento familiar y conducta auto -lesiva en estudiantes de enseñanza secundaria de Tlaxcala", de Iliana López emergen varias preguntas: ¿Cuáles son los factores de las familias tlaxcaltecas más disfuncionales? ¿Existe un patrón de disfuncionalidad entre las familias tlaxcaltecas? ¿Los factores disfuncionales tienen que ver con el modelo de evaluación o con las particularidades de la familia tlaxcalteca?

Lo que provoca revisar las tesis de licenciatura y maestría que han aplicado la Escala de Funcionamiento Familiar en familias tlaxcaltecas en su propio estado, pcon el propósito de buscar respuesta a nuestras interrogantes.

---

[2] Académico Emérito de la Universidad Autónoma de Tlaxcala. Facultad de Ciencias para el Desarrollo Humano.

Entre 2003 y 2010 se han realizado 10 tesis: 3 de licenciatura (2 de Educación Especial y una de Ciencias de la Familia) y 7 de la maestría en Terapia Familiar que han estudiado el funcionamiento familiar en familias tlaxcaltecas utilizando la escala. Los trabajos se han desarrollado en 2 líneas; por un lado quienes aplican la escala a un solo miembro de la familia, y por el otro quienes aplican la escala a toda la familia como grupo.

I. LA ESCALA DE FUNCIONAMIENTO FAMILIAR: La primera edición de la Escala de Funcionamiento Familiar es publicada por el Departamento de Educación Especializada –Hoy Facultad de Ciencias para el Desarrollo Humano y el Instituto de la Familia A.C., en 1997 y se realiza una reedición en 2008.

En la introducción Espejel anota que: "el sistema familiar es susceptible de ser evaluado, estando la familia reunida en su totalidad o a través de uno de los miembros de ella que manifiesta su propia percepción de la misma" (Espejel, 1997:5) Con lo que se establece una diferencia en las evaluaciones a partir de la aplicación de la escala a un miembro, lo que determina que se trata de estudios de percepción del funcionamiento familiar, del que se aplica a la totalidad de la familia que es considerado un estudio del funcionamiento familiar.

La escala, apunta la autora, surge como "la guía conjunta de evaluación familiar" en 1981. Su "validez y confiabilidad" se logra cuando se transforma en cuestionario con 40 itemes con buena discriminación. La consistencia interna α de Cronbach =0.91" se logra cuando se convierte a Escala.

En la descripción de la escala se señala que ésta es "un instrumento conformado por 40 reactivos que investigan 9 áreas que miden el funcionamiento dinámico, sistémico estructural de la familia." (Ibid, 1997:50) lo que al ser calificados permiten construir un perfil de funcionamiento en las categorías de: Autoridad, control, supervisión, afecto, apoyo, conducta disruptiva, comunicación, afecto negativo y recursos. (Ibidid, 1997:63-64)

Los perfiles se ubican a partir de un eje central que marca los límites de la funcionalidad/disfuncionalidad, del lado izquierdo ubica la disfuncionalidad o perfil clínico y del lado derecho el perfil funcional o perfil no clínico. Lo que permite ubicar los resultados de cada uno de los 9 factores y a la vez establecer un promedio global de funcionalidad-disfuncionalidad.

Los resultados se han agrupado en 2 líneas; los trabajos que han realizado el estudio de la percepción del funcionamiento de la familia y los que estudian el funcionamiento familiar. El registro se hace de forma cronológica, de 2003 a 2015; en el primer grupo se ubican 4 tesis, 2 de licenciatura y dos de maestría y en el segundo 6 tesis: 1 de licenciatura y 5 de maestría.

La comparación se realiza por cada uno de los factores y no de la puntuación global de funcionalidad/disfuncionalidad.

II. LOS FACTORES DISFUNCIONALES DE LA PERCEPCIÓN DEL FUNCIONAMIENTO FAMILIAR:

II. LOS FACTORES DISFUNCIONALES DE LA PERCEPCIÓN DEL FUNCIONAMIENTO FAMILIAR: En "Para-suicidio y disfuncionalidad familiar (estudio de caso en Tlaxcala)", Téllez Montes, aplica la escala a 66 estudiantes, de los que 54 son mujeres y 12 hombres, todos estudiantes de la licenciatura en Psicología, destaca que el factor: "más disfuncional de las familias de nuestros sujetos es la de control… Como segunda área disfuncional encontramos a las conductas disfuncionales [¡disruptiva!]… La tercer área disfuncional es la comunicación…" (Téllez, 2009: 67)

En el anexo 4 presenta graficas de cada uno de los factores en las que se confirma que en Control, 38 de los estudiantes perciben a su familia como disfuncional, en tanto que 29 lo perciben funcional, en conductas disruptivas 36 la perciben disfuncional y 30 funcional, y en comunicación 34 la consideran disfuncional y 32 funcional.

León Reyes en "Características socioculturales y perfil de funcionamiento familiar en el contexto del CUEF" señala que de un grupo de 41 estudiantes que solicitan servicio al Centro Universitario de Estudios de la Familia (CUEF), cuyas familias "provienen de…, el 63% es de Tlaxcala, el 12% de Apizaco, el 5% de Santa Ana Chiautempan, el 5% de Puebla, el 2.5% de Huamantla, 2.5% La magdalena, 2.5% San, Diego, 2.5% Ocotlán, 2.5% Acuitlapilco y el 2.5%Tepehitec" (León, 2012:14) aplicándose la escala a 25 de ellos.

Los resultados muestran que los factores disfuncionales son: "autoridad con un puntaje total de 31, conducta disruptiva con un puntaje de 20, comunicación con un puntaje total de 28 y por último afecto con un puntaje de 20" (León, 2012:15)

En "Relación entre ideación suicida, funcionamiento familiar y diferenciación familiar en estudiantes de la Licenciatura en Educación Especial" López Sánchez, aplica la escala a una muestra formada por: "45 estudiantes mujeres de la licenciatura en educación especial" y no presenta resultados por factor sino solo de forma general: "Se obtuvo una media de 113.84, con respecto a la asimetría se observa que es de 0.768. El puntaje mínimo para funcionamiento familiar fue de 95, siendo el máximo 148, esto indica que los sujetos de la muestra presentaron funcionamiento familiar medio tendiendo a ser medio bajo" (López, 2014:61)

Garzón Trejo en: "Funcionamiento Familiar: Percepción de los estudiantes de la licenciatura atención integral al adulto mayor" aplica la escala a 9 estudiantes de nuevo ingreso de la Licenciatura Atención Integral al Adulto Mayor, 7 mujeres y 2 hombres. Los factores que resultan disfuncionales son: Control y Recursos.

La percepción de la disfuncionalidad familiar se ubica en 6 de los factores, registrando dos menciones Control y Conducta Disruptiva, una mención Autoridad, Afecto, Comunicación y Recursos, y sin menciones Supervisión y Afecto Negativo.

III. LOS FACTORES DISFUNCIONALES DEL FUNCIONAMIENTO FAMILIAR:

Nava Ernult realiza el primer trabajo utilizando la escala en Tlaxcala en 2003 en: "El funcionamiento familiar de un grupo de familias en la ciudad de Tlaxcala", aplica la escala a una muestra de 26 familias que llevan unidas más de 15 años y entre las que 22 se encuentran en la etapa de familia con adolescente, y 4 en la de reencuentro.

Los resultados muestran que: "De las 26 familia entrevistadas,... 7 resultaron disfuncionales. Lo cual representa un 73.08 % (19) de funcionalidad... Las familias entrevistadas presentan disfuncionalidad en el área de comunicación.... Lo que respecta a la función de control se encuentra funcionando en los límites de la funcionalidad... Afecto negativo es una de las funciones que arrojo resultados al límite de la funcionalidad" (Nava E. A., 2003:73-74).

En "Experiencia de prácticas profesionales, perfil de funcionamiento familiar dirigido al contexto familiar de niños con problemas de aprendizaje en la escuela primaria Xicoténcatl del municipio de Santa Cruz Tlaxcala" Ramírez Pérez, aplica la escala a 3 familias con un hijo en el USAER No.33 "por motivos de bajo rendimiento escolar... etiquetados como niños con problemas de aprendizaje" (Ramírez Pérez, 2009:53). La familia 1 con 14 años de casados, la familia 2 con 8 años de casados y la familia 3 con 12 años de casados, no registra cada uno de los factores y derivado de sus resultados concluye que 2 resultan disfuncionales y una funcional.

López Sánchez en: "Proyecto de intervención para incrementar el funcionamiento familiar" selecciona a un grupo de once familias con niños con problemas de aprendizaje del USAER No. 25, de los que en promedio llevan 14 años de unión familiar. Destaca que entre sus resultados: "las familias obtuvieron de manera general en las áreas de autoridad, control afecto, conducta disruptiva, comunicación, afecto negativo y recursos, un promedio menor de 50 que las ubica en la categoría de disfuncionamiento familiar…Comunicación es el área más baja observándose que la totalidad de las familias se encuentran en una categoría disfuncional" (López Sánchez, 2010:59-60)

En la gráfica 1 que presenta en la página 60 se observa que los dos factores más críticos son comunicación y afecto y en el cuadro del nivel de funcionamiento del grupo de padres, muestra que: "las familias… que recibieron la intervención psicoeducativa; a excepción de las áreas de autoridad y comunicación que se encuentran en un promedio de disfuncionamiento familiar" (López Sánchez 2010:61).

En "El funcionamiento familiar en familias que tienen hijos con discapacidad visual CRIE-03" Zarate García aplica la escala a una muestra de "seis familias que tienen un hijo/a que presentan ceguera, de entre 6 y 12 años, estudiantes de educación primaria, y que reciben la asesoría y capacitación por el área de discapacidad visual del Centro de Recursos e Información para la Integración Educativa Número 03 (CRIE 03)" (Zarate García, 2014:44)

El trabajo solo describe de manera general que "El resultado encontrado en la escala de funcionamiento familiar es: un puntaje total de 54 y de 45 para las disfuncionales" (Ibid, 2014:60) Lo que equivale a que son funcionales o disfuncionales: 3 familias resultan funcionales y 3 disfuncionales.

Romano Sánchez en "Funcionamiento Familiar en adolescentes que presentan agresión escolar en la Escuela Secundaria Ing. Guillermo González Camarena del Estado de Tlaxcala" selecciona de una población de "estudiantes de Educación Básica nivel Secundaria de los tres grados de la Escuela Secundaria Técnica No. 36 "Ing. Guillermo Gonzales Camarena" del Estado de Tlaxcala de la comunidad de la Joya Tlaxcala Tlax. Una muestra de 12 familias que tienen un hijo con conductas agresoras, dicho estudiante con una edad de 12 a 15 años, que esté cursando alguno de los tres grados de la Educación Secundaria." (Romano Sánchez, 2015:39)

Sus resultados muestran que"la categoría de *Autoridad* tiene una $\overline{X}$ de 32.56, con una desviación estándar de 3.74, un puntaje mínimo de 29 y máximo de 38; esto representa una disfuncionalidad en el sistema familiar;…En la categoría de **Afecto** tiene una $\overline{X}$ de 21.22 con una desviación estándar de 2.72 un puntaje mínimo 16 de   y un puntaje máximo de 26, esto representa una disfuncionalidad…. En la categoría de **Afecto Negativo** tiene una $\overline{X}$ de 13.66 con una desviación estándar de 1.41 un puntaje mínimo de 12 y un puntaje máximo de 16, esto representa una disfuncionalidad." (Romano Sánchez, 2015: 50, 54 y 58)

En "Relación entre funcionamiento familiar y conducta autolesiva en estudiantes de enseñanza secundaria de Tlaxcala" López Ángeles selecciona a "14 familias, las cuales pertenecen a las familias de origen de 7 alumnos y 7 alumnas que estudian en la Escuela Secundaria General "Xicohténcatl Axayacatzin"… Las 14 familias radican en el Municipio de Santa Cruz Quilehtla; Zacatelco, Tlaxcala" (Ibid, 2015:122)

Los resultados le llevan a concluir que: "En relación a la categoría de *Afecto*, muestran los resultados una $\overline{X}$ de 20.86, con una desviación estándar de 3.61, el total mínimo de 14 y máximo de 28; esto significa que existe disfuncionalidad en las familias investigadas…En cuanto a la *Comunicación*, en ella se puede observar que la $\overline{X}$ es de 29.79, con una desviación estándar de 2.77, el total mínimo 24 y máximo 35, esto manifiesta cierta disfuncionalidad" (López Ángeles, 2015:131)

Los trabajos sobre funcionamiento familiar muestran que los factores más disfuncionales son: Comunicación (3 menciones); Autoridad, Afecto, y Afecto Negativo (2 menciones cada una) y Control (una mención), los factores Apoyo y Recursos no reciben una sola mención.

CONCLUSIONES: Los resultados muestran que los estudiantes tienen una visión más positiva de su familia, que la familia cuando es estudiada en grupo. Lo que puede encontrar explicación en que 5 de las familias se evalúan en razón de que uno de sus integrantes presenta un problema: problema de aprendizaje (2), discapacidad visual (1), agresión escolar (1) y conducta autolesiva (1).

La etapa del ciclo vital que vive una familia tiene un impacto importante en su percepción. Los estudiantes evaluados forman parte de una familia que se encuentra en el ciclo de hijos adolescentes tardía o maduros tempranos —estudiantes universitarios-, en cambio las familias se ubican en la de familias con hijos infantes y/o adolescentes – educación básica.

La visión más positiva de los estudiantes puede explicarse también porque se encuentran cursando carreras que tiene que ver con el "dolor humano": Psicología,

Educación Especial, Atención Integral del Adulto Mayor y Ciencias de la Familia, lo que sin duda impacta en la percepción.

Los resultados muestran que ninguna familia es disfuncional o funcional completamente, existen factores en los que esta registra un mayor impacto, entre los estudiantes los factores de mayor disfuncionalidad son: Control y Conducta Disruptiva, en tanto que en las familias Son: Comunicación, Autoridad, Afecto, Afecto Negativo y Control.

En la evaluación realizada a las familias el número de factores disfuncionales son más que en la de los estudiantes, coinciden en 5: Autoridad (1-2), Control (2-1), Afecto (1-2) y Comunicación (1-3), no existe coincidencia en 3: Conducta Disruptiva (2-0), Afecto Negativo (0-2) y Recursos (1-0).

Dos factores no registran puntaje disfuncional en ninguno de los 2 grupos: Supervisión y Apoyo, la primera: "evalúa la funcionalidad de la vigilancia de normas y comportamiento" y la segunda: "es la forma en que los miembros de la familia se proporciona soporte social, dentro y fuera del grupo familiar" (Espejel, 1997:45).

De lo anterior podría derivarse una hipótesis: Los padres de familia expresan que la familia se encuentra en una crisis de valores, en razón de que los adultos fueron formados en un modelo en el que los hijos eran propiedad de los padres, mientas que los hijos se encuentran con una sociedad que les reconoce derechos, lo que hace que los padres "cedan" muchas de sus funciones a las instituciones y a los medios de comunicación.

Esto provoca una visión distinta de la familia entre los jóvenes y los padres, porque la sociedad se encuentra en un proceso de transición del modelo de familia de padre proveedor y madre cuidadora hacia uno con una multiplicidad de formas de familias, que aún no alcanzan a distinguirse claramente la funcionalidad o disfuncionalidad de cada una de ellas, lo que lleva a emitir el juicio de "crisis de valores", cuando en realidad se trata de una transición.

La escala de funcionamiento familiar de Emma Espejel resulta un instrumento efectivo para evaluar a familias. Por lo que es de fundamental importancia ampliar sus alcances tomando en cuenta a una mayor población sobre todo en el caso de Tlaxcala que cuenta con la particularidad cultural que registra el tipo de familia local que ha sido definida como "familia mesoamericana", sobre todo comparando la parte norte versus la parte sur del Estado, que responde a dos modelos de organización distintos, así también habría que aplicarla a estudiantes universitarios de carreras de ciencias duras y una mayor cantidad de población masculina.

Lo antes dicho resulta necesario en razón de que existen otros modelos y escalas para la evaluación del funcionamiento familiar; sin embargo hay muy pocos instrumentos de este tipo que son aplicados a la familia completa y con frecuencia se administra solamente a uno de los miembros, lo cual se convierte en la percepción individual y no en la fenomenología sistémica de la familia.

REFERENCIAS

Garzón Trejo, María Luisa (2015) Funcionamiento Familiar: Percepción de los estudiantes de la licenciatura atención integral al adulto mayor, Tesis Licenciatura en Ciencias de la Familia, FCDH, UATx. Tesis de Maestría en Terapia Familiar.

Nava Ernult, Alejandra (2003) El funcionamiento familiar de un grupo de familias en la ciudad de Tlaxcala, Tesis de Maestría en Terapia Familiar, FCDH, UATx. Pp.104

León Reyes, Alejandra Susana (2012) Características socioculturales y perfil de funcionamiento familia en el contexto del CUEF, Tesis de Licenciatura en Educación Especial, FCDH, UATx. (Disco compacto)

López Ángeles, Iliana (2015) Relación entre funcionamiento familiar y conducta autolesiva en estudiantes de enseñanza secundaria de Tlaxcala, Tesis de Maestría en Terapia Familiar. FCDH, UATx. Tesis de Maestría en Terapia Familiar.

López Sánchez, María Leticia (2010) Proyecto de intervención para incrementar el funcionamiento familiar, Tesis de Maestría en Terapia Familiar, FCDH, UATx. Pp.104

López Sánchez, María del Rocío (2014) Relación entre ideación suicida, funcionamiento familiar y diferenciación familiar en estudiantes de la Licenciatura en Educación Especial. Tesis de Maestra en Terapia Familiar. FCDH. UATx. Pp. 92

Ramírez Pérez, Carlos (2009) Experiencia de prácticas profesionales, perfil de funcionamiento familiar dirigido al contexto familiar de niños con problemas de aprendizaje en la escuela primaria Xicoténcatl del municipio de Santa Cruz Tlaxcala, Tesis de Licenciatura en Educación Especial, FCDH, UATx, pp.107

Romano Sánchez, Valeria (2015) Funcionamiento Familiar en adolescentes que presentan agresión escolar en la Escuela Secundaria Ing. Guillermo González Camarena del Estado de Tlaxcala. Tesis de maestría en Terapia Familiar. FCDH, UATx.

Téllez Montes, María Valentina (2009) Para suicidio y disfuncionalidad familia (Estudio de caso en Tlaxcala), Tesis de Maestría en Terapia Familiar, FCDH, UATx.pp.106

Zarate García, Armando (2014) El funcionamiento familiar en familia que tiene hijos con discapacidad visual CRIE-03". Tesis de Maestría en Terapia Familiar, FCDH, UATx.

Centro de Estudios e Investigación sobre la Familia, IFAC en colaboración con la Fundación José María Álvarez.
Título: Evaluación del funcionamiento familiar de once familias Institucionalizadas.
Autoras: Espejel A. E., Chávez L., Lozano J., Segura S.
Fecha: 2012.

En forma colaborativa participaron profesionales del Instituto de la Familia, todos ellos terapeutas familiares, con la Directora de la Fundación y su personal a fin de evaluar las condiciones de la Institución y específicamente su impacto en la dinámica familiar de cada espacio de las once llamadas casitas que albergaban a 10 niños con su responsable, conocida como guía.

El trabajo colaborativo entre las dos Instituciones realizado durante tres años consistió en tres etapas.

La primera fue exploratoria y llevó al intercambio de los directivos de ambas instituciones a fin de conocer a fondo la dinámica de la institución mencionada; es decir enterarse de cómo funciona en sus diferentes áreas, a saber la educativa (escuela primaria), la deportiva, la alimentaria y además el patronato.

La segunda etapa se abocó específicamente a visitar a las doce familias Institucionalizadas, aplicarles la Escala de funcionamiento familiar dentro del contexto de una entrevista a profundidad y proporcionarles terapia familiar breve.

Se aplicó el panel pre-post, o sea antes y después del tratamiento.

La tercera etapa fue la de dar orientación y asesoría a las autoridades de acuerdo el diagnóstico global de la Institución y de cada una de las familias Institucionalizadas.

RESULTADOS: Fue evidente que el funcionamiento de cada familia dependía en buena medida de las condiciones de compromiso, adaptación y salud mental de la guía que funcionaba como madre y que por supuesto respondía favorablemente a los impactos de la Institución.

Esta tercera etapa fue también testigo de la decisión del patronato de cambiar de sitio la propiedad y trasladarla a otro inmueble en las afueras de la Ciudad de México.

Durante este proceso hubo varias reuniones con el patronato y asesores de diversas instituciones educativas a fin de aprovechar el diagnóstico realizado para modificarlo y transformar la nueva Institución.

De las doce familias evaluadas, tenemos los siguientes resultados: 3 familias pasando por un estado de disfuncionalidad y 9 con buen funcionamiento.

Los puntajes totales fueron los siguientes:

Familia No. 1 --- 55- 59
Familia No. 2 --- 38-53
Familia No. 3 --- 47-52
Familia No. 4 --- 46-55
Familia No. 5 --- 52-57
Familia No. 6 --- 57-55
Familia No. 7 --- 57-52
Familia No. 8 --- no se concluyó.
Familia No. 9 --- 53-67
Familia No. 10 -- 55-44
Familia No. 11 -- 53-54
Familia No: 12 -- 53-56

Centro de Estudios e Investigación sobre la Familia, IFAC e Interacción Familiar y Desarrollo Humano, IFADEH.

Título: Formas de interacción y cambio en la familia después del tratamiento terapéutico.

Autora: Juárez R. N. A.[3]

Fecha: 2015

RESUMEN: En esta investigación se realizó un estudio de caso en donde se revisaron videograbaciones de una familia que recibió tratamiento en el año 1998 y una entrevista a profundidad con esta familia en el año 2012 para conocer los cambios en su interacción.

Se encontró que la familia se apoya, mantienen comunicación clara y directa, establecen límites y fronteras. La jerarquía mejoró, los padres desarrollaron la capacidad de tomar acuerdos, así la triangulación dejó de tener lugar; se redujo el afecto negativo, la expresión de afectos aumentó y los recursos familiares se potencializaron según lo expresó la familia Zamudio Pineda.

PALABRAS CLAVE: interacción, familia, cambio.

METODOLOGÍA: Es una investigación cualitativa de tipo fenomenológica, el tipo de estudio fue con la presentación de un caso de tratamiento de terapia familiar a través de la revisión de sesiones video grabadas y transcritas y un análisis posterior (trece años después).
Se utilizó la entrevista en profundidad para indagar el estado actual de la familia, dentro de la misma y en apoyo a ésta se realizó la aplicación de la Escala de Funcionamiento Familiar (Espejel, 2008) en un panel post tratamiento y para la obtención de los datos contextuales, el familio-grama.

LA PREGUNTA DE INVESTIGACIÓN fue ¿Cómo es el funcionamiento de una familia después de trece años de haber concluido un tratamiento familiar?

RESULTADOS DE LA ESCALA DE FUNCIONAMIENTO FAMILIAR: Los puntajes obtenidos de la aplicación de la escala de funcionamiento familiar post tratamiento fueron los siguientes:

---

[3] Psicóloga Clínica, Maestra en Terapia Familiar, colaboradora como terapeuta en Ifadeh (Interacción Familiar y Desarrollo Humano). Correo electrónico: nazly_juarez@hotmail.com

Tabla 1. *Resultados de la Escala de Funcionamiento Familiar.*

FUNCIÓN	PUNTAJE CRUDO	PUNTAJE TOTAL	FUNCIONALIDAD
Autoridad	36	56	Funcional
Control	29	56	Funcional
Supervisión	19	62	Funcional
Afecto	25	59	Funcional
Apoyo	19	59	Funcional
Conducta disruptiva	26	54	Funcional
Comunicación	34	56	Funcional
Afecto negativo	15	55	Funcional
Recursos	22	53	Funcional
PUNTAJE GLOBAL	147	57	Funcional

CONCLUSIONES: Dado que los sistemas familiares se alteran continuamente es de notar que los cambios que se observan al finalizar un tratamiento se modifican constantemente, de manera que, aunque es probable que el tratamiento finalizado hace trece años brindó a la familia herramientas para transitar por diferentes circunstancias de una manera más equilibrada, fue uno más de los factores que influyeron en la vida de la familia.

REFERENCIAS

Espejel, E. (2008). *Manual para la escala de funcionamiento familiar*. México: Centro de estudios e investigación sobre la familia.

Espejel, E., Bautista, L., Esquivel, A. y Pacheco, C. (2011). Familias que tienen hijos con asma. *Psicoterapia y familia, 24* (1), 42-50.

Falicov, C. (2005). El ciclo de vida familiar: actualizaciones para la psicoterapia de familia. *Psicoterapia y familia, 18* (1), 14-26.

Hoffman, L. (1987). *Fundamentos de terapia familiar*. México: Fondo de cultura económica.

Losso R. y Packciarz A. (2007). Repetición transgeneracional. Elaboración transgeneracional. La fantasía inconsciente compartida familiar de elaboración transgeneracional. *Revue internationale de psychanalyse du couple et de la famille, 1,* 60-70. Desde http://www.aipcf.net/web/doc/2007-Francais_2009415102144_2010122010229._pdf#page=60

Macías, R. (2012). *Entendiendo y tratando el corazón de la familia.* México: El saber instituto.

Minuchin, S. (2004). *Familias y terapia familiar.* México: Gedisa.

Polaino, A. y Martinez, P. (2003). *Evaluación psicológica y psicopatológica de la familia.* España: Rialp.

Stengers, I. (1989).Exploración y drama. En Elkaim, M. *La terapia familiar en transformación* (pp. 133-139). Barcelona: Paidós.

Universidad Vasco de Quiroga, ciudad Morelia, Michoacán.
Título: Evaluación del funcionamiento familiar de los beneficiarios de la organización Santiago Tuxpan A.C.
Autora: Córdova B.M.E.
Fecha: 2006.

OBJETIVOS: definir el funcionamiento familiar de las familias beneficiarias de la organización de Santiago Tuxpan ah. Sé. De la comunidad con el mismo nombre en el estado de Michoacán.

Según la gráfica de funcionamiento familiar. Los resultados obtenidos, fueron a partir del vaciado de las 50 evaluaciones para llegar a un puntaje total con los siguientes resultados en cuanto a las áreas de disfuncionalidad y funcionalidad.

En cuanto a la media se ubicaron las siguientes áreas:

- Autoridad: un puntaje total de 50.
- Afecto: un puntaje total de 50.
- Conducta disruptiva: un puntaje total de 50.

En cuanto a las áreas de funcionalidad

- Control: con un puntaje total de 52
- Supervisión: un puntaje total de 59
- Apoyo: un puntaje total de 56

En el área de la disfuncionalidad, fueron las siguientes:

- Comunicación: un puntaje total de 43.
- Afecto negativo: un puntaje total de 40.
- Recursos: un puntaje total de 47.

La información obtenida en el cuestionario socioeconómico, se entrecruzó con los resultados de la escala de funcionamiento familiar y la relación entre los datos generales de las familias entrevistadas y los indicadores del proyecto, arrojó la siguiente información significativa:

[validez por cada una de los reactivos a= -1 hasta 1+++ entre más se acerque la diferencia adquiere mayor validez. Análisis de ítems con la prueba Reliability Analysis Scale (ALPHA)].

RESUMEN: La presente investigación muestra el enfoque de intervención social, colocando a la familia, como núcleo medular de función y responsiva, por no haber nada del individuo, de la familia y la sociedad que no tengan que ver entre sí.

Las posturas epistemológicas de la Teoría General del Sistemas, La Cibernética, y el constructivismo, así como, el Instrumento de Evaluación del Funcionamiento Familiar y el entorno social, ayudan a repensar los programas que la organización civil Santiago Tuxpan tiene para promover cambios en la calidad de vida de niños marginados.

Los resultados y la meta final son acciones ambiciosas por considerar familias, como un elemento integrador de los sistemas de interacción. El reto son los programas de continuidad para adolescentes y jóvenes, suficientes para enfrentar problemática familiar de la comunidad y obviamente, social.

Proyecto APOIAR (Laboratorio del Instituto de Psicología de la Universidad de Sao Paulo).
Título: Escala de Funcionamiento Familiar (Espejel E. y Cols): Traducción y estudio preliminar en familias brasileñas.
Autores: Karacristo S.C., Brandao A. R., Nukui S., Tardivo L. S. L.P.C.T.
Fecha: 2016.

INTRODUCCIÓN: Este trabajo presenta la versión brasileña de la Escala de Funcionamiento Familiar de Espejel y Cols. 1997 que se realiza en una entrevista que le permite al terapeuta conocer la estructura, la dinámica y las relaciones entre los miembros de la familia. El instrumento permite hacer un análisis cualitativo y cuantitativo, se basa en el paradigma sistémico, dinámico-interactivo-relacional, puede ser utilizado en la investigación en el área y en la clínica. Ha sido desarrollado por terapeutas de México, consta de 40 preguntas, en 9 áreas: territorio o centralidad, roles, jerarquía, límites, modos de control de la conducta, alianzas, comunicaciones, los afectos y patología. Estas áreas subyacen a 9 factores: autoridad, control, supervisión afecto positivo, apoyo, manejo de conductas disruptivas, comunicación, afecto negativo y recursos. Para la calificación se toman en cuenta tres criterios que son de la mayor importancia: la etapa del ciclo vital de la familia, el nivel socio-económico-cultural y la estructura de la familia. Completan la escala un genograma, datos sociodemográficos y otras observaciones (Espejel 1997).

La escala fue traducida al portugués por terapeutas de familia y se ha iniciado el proceso de validación. En este trabajo se presenta la manera en que se utiliza la escala en APOIAR (Laboratorio del Instituto de Psicología de la UPS), Por medio de la introducción de una ilustración clínica, con todos los datos recogidos y muestra la utilidad del instrumento en el proceso terapéutico.

El trabajo pretende demostrar la importancia de utilizar esta herramienta de investigación, la cual, en forma de una entrevista, nos ayuda a evaluar el nivel y el grado de funcionalidad de la familia o pareja en cuestión:

"(…) se conserva en el manejo inicial de una entrevista abierta aun cuando se cubren los 40 ítems de la escala; las preguntas aparentemente inocuas, son el disparador para que la familia interactúe y empiece a mostrar su verdadera estructura y dinámica que a los ojos de los observadores va hacer ubicada en los casilleros interacciónales de la captación de los reactivos" (Espejel, 1997: 234)

La aplicación clínica de un instrumento que puede facilitar una intervención rápida en las familias que están pasando por procesos de crisis es de extrema importancia investigar, tratar y cooperar con su funcionamiento.

Oliveira (2006) establece que: "(...) hay por lo menos tres demandas para ser evaluadas en el trabajo con familias en la institución: a) los objetivos de la institución, incluyendo sus normas y sus límites; b) la petición de la familia, teniendo en cuenta su cultura y su experiencia, c) y las necesidades de los profesionales, teniendo en cuenta sus valores y sus posibilidades técnicas (Olivera 2006: 224)

La concepción sistémica nos enriquece con la percepción de una circularidad entre los elementos de la familia y la sociedad, mostrando que cada uno tiene su propio papel y responsabilidad en el mantenimiento de la dinámica familiar y social y en la salud y la enfermedad mental de sus miembros (SEIXAS, 1992).

Autores como Bérenstein (1973) y Bleger (1966) citados por Yamamoto (2006), basándose en los postulados sistémicos y en su combinación con los princípios del psicoanálisis, consideran que subyace a la conducta, a la familiar, una red activa de la interacción que no es perceptible, formada por la interacción de las fantasías inconscientes y las necesidades de cada miembro.

Destacamos la importancia que hace del empleo de las de la consulta terapéutica (Winnicott , 1971 [2001]) en las entrevistas iniciales con los pacientes incluidos en el Proyecto APOIAR (Sousa, Gil, Tardivo, 2008) también como una forma de explorar e intervenir terapéuticamente de forma individual o familiar. Por lo tanto, hacemos uso también de dichas ideas para el cuidado de la familia o pareja en el proyecto APOIAR.

RELATO CLINICO Y TOMA DE LA ESCALA: La pareja: el marido (J) 36 años y esposa (M) 30 años tienen un hijo de 12 años y una hija de 8 años Y fueron derivados para el tratamiento de parejas por la psicóloga y el psiquiatra que habían asistido a su esposa de forma individual. Empleamos EEF para no acercarnos a la dinámica de pareja, con el fin de conocer su historia, así como recopilar datos relevantes que nos podrían ayudar a aclarar el motivo de consulta. La escala que contiene 40 preguntas fue aplicada con dos terapeutas, observando reacciones Interaccionales entre la pareja.

Mostraremos algunas preguntas de La Escala ofrece y los comentarios de la pareja con el fin de ilustrar la utilidad del instrumento, lo cual ha permitido que plantéaramos problemas de dinámica familiar, a muchos ocultados, y nos acercamos a la realidad de la pareja y familia.

En la pregunta 18 ¿Cuando alguno alguien se siente triste, decaído o preocupado a quien pide ayuda?. La pareja dice que se apoyan mutuamente cuando necesitan, pero la mujer puede contar con alguien que le ayude con mayor frecuencia, su hermana. M. Comenta que sus crisis de depresión son muy fuertes y, a veces el marido no puede lidiar un el problema, por ello ahí ella le pide la ayuda su hermana para estar con ella, y para ayudarla emocionalmente. M. Relata varios episodios de su enfermedad que diagnosticada y tratada como disturbio bipolar.

De la misma manera el diversas preguntas de la Escala, la pareja abre espacio para contar sus historias de la familia de hoy, así como de sus familias de origen. En el siguiente ejemplo, a través de la pregunta 19 "¿Quiénes de ustedes salen juntos con cierta frecuencia?" ellos responden que siempre salen juntos, por lo general a los fines de semana. M. Dice que no está tranquila cuando dejan a sus hijos en casa, incluso bajo el cuidado de familiares, ya que recuerdan demasiado la muerte de su hijo. Esto abre un importante espacio creado por los terapeutas, en el cual M. y J. Hablan bajo fuerte emoción de la concepción de su tercer hijo, hasta los siete meses de edad, su muerte y el impacto que este evento ha causado en toda la familia.

Mucho se habla también de la familia de origen o la extendida, lo que además es estudiado en familiograma que la Escala ofrece, parece en varias formas en las respuestas dadas por la pareja: 20 "En esta familia ¿quién protege a quién?; 23 ¿quién tiene mejor disposición para escuchar?; 29 ¿Quién o quienes participan en la solución de un problema grave?". Las respuestas incluyen los aspectos de la estrecha relación de la pareja con la familia de origen. M. Dice de su relación con sus padres sus hermanos que muestran los vínculos y conflictos. J. Habla de su hermano mayor que está desaparecido hace mucho tiempo. En resumen, La Escala de Funcionamiento Familiar mostró cuantitativamente un porcentaje positivo (puntaje global 150) en la funcionalidad de la pareja en cuestión, lo que indica que hay importantes áreas conservadas y desarrolladas en los subsistemas familiares los cuales contribuirán en la resolución del duelo de la familia, que ha sido el motivo de la consulta, así como el fortalecimiento del vínculo matrimonial.

CONCLUSIÓN: Por medio del análisis de los resultados del instrumento tomado, hemos podido tratar a la pareja y/o a la familia, tomando en cuenta cuáles son los aspectos y áreas que necesitan mayor asistencia, además de ser capaz de verificar las áreas que contribuyen positivamente a la funcionalidad de la familia que se trate. El uso de la Escala de Funcionamiento Familiar (Espejel E. y Cols. 1997) con el fin de estudiar a la familia, junto con el cuidado, y apoyo (holding) que es ofrecido a la familia y a la pareja por los terapeutas que atienden a los cónyuges, puede llevar a un desarrollo satisfactorio en el diagnóstico e intervención (Tardivo, 2008) y al tratamiento asociado.

REFERENCIAS:

Espejel. A.E. y Cols. Manual para la Escala de Funcionamiento Familiar. Instituto de la Familia A.C. Departamento de Educación Especializada. Universidad autónoma de Tlaxcala, Ciudad de México 1997.

Espejel, A. E. (2008) la Escala de Funcionamiento Familiar. Una aproximación a la investigación cuanti e cualitativa. In: Familia: Naturaleza Amalgamada del Centro Universitario de Estudios para la Familia de la Universidad Autónoma de Tlaxcala. Ciudad de México, 2000.

Minuchin, S. Técnicas de Terapia Familiar. Porto alegre: Artes Médicas, 1990

Seixas M. R. D. Socio Drama Familiar Sistémico Sao Paulo: Aleph, 1992

Tardivo, L. S. L. P. C. (2008) Conceituaçao e aprendizagem do psicodiagnóstico Interventivo: relato de experiencia no Instituto de psicología da USP. In: Apoiar: Novas Propostas en Psicología Cínica. Sao Paulo: Sarvienr, 2008.

Souza, M.A.I; GIL, C.A.; Tardivo, L.S.L.P.C. (2008) A acolhida de pacientes inscritos em serviço institucionais de saúde mental: entrevistas iniciais como consultas terapéuticas In: Apoiar: Novas Propostas em psicología clínica. Sao Paulo: Servier, 2008.

Olivera, C. M. (2006). Familia e intervençones sistémicas. In: Familia e Sao Paulo: Casa do Psicólogo, 2006.

Winnicott, D. W. (1971). A familia e o desenvolvimiento individual. Sao Paulo: Martins Fontes, 2001

Yamamoto, K. (2006) Psicoterapia Preventiva da Familia: métodos e ilustraçoes clínicas. Sao Paulo: Casa do psicólogo, 2006

Comunidad y Familia de Chihuahua, A. C.

Título: Proyecto colaborativo entre el Instituto de la Familia y la Fundación Comunidad y Familia de Chihuahua A.C.[4]

Autores: Espejel A. E., López R. B., Gudiño M., Liberman R. y Ramírez B.

Fecha: Enero 2013

OBJETIVOS:

1. Conocer las características sociales, culturales, demográficas, económicas y estructurales.

2, Evaluar el funcionamiento de familias de la colonia Cerro Grande en la ciudad de Chihuahua.

INSTRUMENTO: E.F. F. de Espejel.

Muestra: 82 familias de la comunidad que aceptaron participar.

Método: Investigación participativa

Tipo de investigación: Cualitativa

RESULTADOS: El total de familias obtuvo un puntaje global de 128 puntos que equivalen a una media total de 48, lo cual significa que están en el límite de lo funcional.

---

[4] Esta información es parte del artículo publicado en la Revista Psicoterapia y Familia (Vol. 26, No. 2 Año 2013): "Encuentro entre dos Instituciones IFAC y Comunidad y Familia de Chihuahua, A. C."

Universidad Regional del Sureste, (URSE Oaxaca) e Instituto de la Familia A. C. (IFAC).
Título: Investigación Paralela entre el Funcionamiento Familiar el Desempeño Laboral
Autora: Morales C. L. G.
Año: 2010

Resumen: Con el permiso de la autora, la investigadora aplica la Escala a los Directivos, profesionales y administrativos de una población universitaria en la Ciudad de Oaxaca considerándola como si fuera una familia y deduce de los resultados la estructura y dinámica de la Institución. Tal investigación la presenta como trabajo para obtener su grado de Maestría en Terapia Familiar en la mencionada Universidad.

Publicada en Psicoterapia y Familia (Vol. 24, No. 1, Año 2011) con el mismo título

SEGUNDA SECCIÓN:

ENFERMEDADES CRÓNICAS
Y
CAPACIDADES DIFERENTES

Instituto de la Familia, A.C.
Título: Pacientes diabéticos con o sin complicaciones crónicas. Estudio comparativo de su funcionamiento familiar.
Autora Trejo M. M.E.
Fecha: Octubre 1999.

Método: Diseño del estudio: comparativo, transversal, retrospectivo y observacional.

Objetivo: determinar si existe mayor alteración en la estructura y funcionalidad de un grupo de familias que tienen un paciente con diabetes mellitus tipo 2 sin complicaciones, en comparación con un grupo de familias con un paciente con diagnóstico de diabetes mellitus tipo 2 con complicaciones de insuficiencia renal crónica.

Muestra: 15 familias con paciente diagnosticado con diabetes mellitus tipo 2 sin complicaciones y 15 familias con paciente del mismo diagnóstico, complicado con insuficiencia renal crónica.

Población: Hospital Regional número 2 de la Unidad de Medicina familiar del Instituto Mexicano del seguro social. Hermosillo, Sonora.

Instrumentos: E. F. F. En el contexto de una entrevista.
Análisis de los resultados: En el grupo DM tipo 2 sin I.R.C., el 66.67% se ubicó en un rango de puntuación global de 133-150 a diferencia del grupo DM 2 con I.R.C. donde el 33.33% se ubicó en un rango de puntuación global de 115-132,lo que marca diferencias estadísticamente significativas bajo la prueba no paramétrica de U de Mann-Withney y con la prueba Chi Cuadrada no corregida con valor de 13.39 y un nivel P- de .00025 nuevamente se confirman las diferencias significativas y se puede decir que la probabilidad de contar con un bajo funcionamiento familiar en D.M.2 con I.R.C. , es 26 veces mayor, que sí no se tiene.

Universidad Vasco de Quiroga (División de posgrado) Morelia, Michoacán.
Título: Funcionamiento Familiar en la Diabetes Mellitus.
Autora: Rentería O. M.A.
Tesis para optar por el grado de Maestría en Terapia Familiar.
Fecha: 2003.

Objetivo: Valorar la influencia de la dinámica familiar en el control metabólico del paciente diabético.

Metodología: Estudio descriptivo, causal, comparativo.

Población: 500 pacientes adscritos al consultorio de Medicina Familiar de la Clínica No, 80 del IMSS. El procedimiento de selección fue al azar. La muestra estuvo formada por 30 familias.

Instrumentos: Escala de Funcionamiento Familiar de Espejel y Cuestionario sobre Funcionamiento Familiar de Palomar.

Conclusiones: Esta investigación permite aseverar que el descontrol metabólico se asocia a disfunción familiar, relacionada con bajos ingresos económicos y pobre escolaridad. Los rasgos de funcionalidad están ligados a estructuras amalgamadas, límites difusos con escasa individuación. Se observó importante alteración en la relación de pareja, detención en el desarrollo del ciclo vital de la familia, comunicación deficiente, evitación de conflicto y sobreprotección del enfermo diabético.

Instituto Mexicano del Seguro Social, Morelia, Michoacán.
Título: "Impacto de la terapia familiar sistémica y familias disfuncionales atendidas por médicos familiares en el Seguro Social".
Autora: Rentería O. M. A.
Fecha: 2014.

Método: Diseño de la investigación: panel pre-post evaluación sin grupo control. Observacional, descriptivo y analítico

Objetivo: Evaluar el impacto de la terapia familiar en familias disfuncionales.
Muestra: 30 familias que mostraron disfuncionalidad en la Escala de Funcionamiento Familiar.

El análisis estadístico consistió en crear una base de datos utilizando el paquete estadístico SPSS versión 18.0, Con base en variables cuali - cuantitativas se compararon los resultados de la pre y post evaluación. Para medir la magnitud del efecto se utilizó la prueba t de Student para muestras pequeñas.

Resultados: De acuerdo a las gráficas, se comprueba la hipótesis de que la terapia familiar sistémica tiene un impacto estadísticamente significativo a favor de la funcionalidad familiar.

Universidad Autónoma de Tlaxcala Departamento de Educación Especializada.

Título: "Funcionamiento familiar en pacientes con diabetes tipo 2 del Hospital General de Cholula y su correlación con el control de glucosa".
Autora: García E. G.M.
Tesis para optar por el grado de Maestría en Terapia Familiar.
Fecha: 2005.

Método: Tipo de estudio descriptivo correlacional. Se diseñó la investigación de una manera cuantitativa utilizando la estadística y cualitativamente con datos obtenidos en los familio -gramas.

Objetivo: Relacionar el funcionamiento familiar con el control de la glucosa en pacientes con diabetes tipo 2, así como encontrar diferencias en su estructura familiar entre pacientes con buen control y los que no lo tienen.
Muestra: Estuvo conformada por 20 pacientes tipo 2 y sus familias a las que se les aplicó la Escala de Funcionamiento Familiar.

Resultados: se encontró que el funcionamiento familiar tiene una relación recíproca positiva con el control de glucosa a un nivel significativo de 0.05 evaluado con el coeficiente de correlación de Spearman. En la comparación por grupo de pacientes se observó que los factores de control y afecto negativo mostraron diferencias significativas ya que fueron más funcionales en familias con mayor control metabólico, es decir, que la manifestación clara del afecto y el adecuado manejo de las reglas y el orden en el comportamiento favorece el manejo de la enfermedad. La supervisión de tareas resultó funcional para toda la muestra, lo que implica que al existir un evento amenazante como es la enfermedad, la vigilancia de las normas y el comportamiento se agudizan independientemente de que sean afectadas o no.

Universidad Nacional Autónoma de México (Facultad de Medicina) e Instituto Mexicano del Seguro Social (Unidad Médica Familiar No. 47. León, Guanajuato.

Título: " Características de funcionamiento de familias con un paciente diabético tipo 2 controlado".

Autora: Gama V.L.

Fecha: 2010.

Método: se trata de un estudio cualitativo en el que se estudiaron 11 familias con un paciente diabético tipo 2 controlado del consultorio 31 matutino de la UMF 47 del IMSS de León, Guanajuato de julio 2007 a diciembre del 2009.

Se consideró como paciente con diabetes tipo 2 controlado sí cumplió con los parámetros que ofrece la guía Clínica para el diagnóstico y tratamiento de la Diabetes Mellitus Tipo 2 del IMSS 2005.

Para establecer la funcionalidad o disfuncionalidad familiar se utilizó la Escala de Funcionamiento Familiar de la doctora Emma Espejel Aco la cual consistió en una entrevista abierta que fue aplicada por el médico familiar y un co-terapeuta con una duración de 30 a 60 minutos; todos los pacientes fueron entrevistador previa cita y a todos se les solicitó el consentimiento informado.

Recursos y factibilidad. Se contó con los elementos necesarios para llevar a cabo el presente estudio: como: disponibilidad de tiempo, muestra cautiva, espacio, material de apoyo, co-terapeuta y la infraestructura necesaria.

Resultados: 9 familias en etapa de independencia, una en dispersión y una en retiro.

Nivel socioeconómico y cultural: diverso.

Las 11 familias tuvieron una estructura nuclear integrada por el padre, madre e hijos.

Resultados: La Escala de Funcionamiento Familiar reportó puntajes totales promedio siendo todos funcionales en este orden: apoyo, supervisión, autoridad, afecto positivo, control, Conducta disruptiva, Comunicación, afecto negativo y recursos.

Se confirma con los resultados obtenidos, que estas familias son funcionales, corroborándose con cada uno de los factores de funcionalidad.

Conclusión: Se encontró una alta evidencia que apoya la funcionalidad de las familias estudiadas, es decir presentan una organización y estructura que sostiene al paciente diabético controlado, en un ambiente donde se muestra con claridad un manejo adecuado de las jerarquías, la centralidad, el territorio, los límites, roles y la claridad para la toma de decisiones a nivel de pareja. Se puede afirmar que los pacientes diabéticos tipo 2 controlados dentro de una familia funcional tienen un mejor pronóstico en su cuadro clínico, ya que el pertenecer a una familia con estas características garantiza el control de la enfermedad.

Centro Nacional de Rehabilitación Secretaría de Salud, Medicina física y Rehabilitación.
Título; Estudio sobre el nivel de funcionalidad en un grupo de familias que tienen un hijo con parálisis cerebral infantil[5].
Autores: Álvarez R. A. M., Ayala B A., Nuño L. E. y Efrén A.
Fecha: 2005.

Método: Investigación cuantitativa.

Tipo de estudio: Exploratorio, observacional.

Instrumento: Escala de Funcionamiento. Familiar de Espejel aplicada dentro del contexto de una entrevista.

Muestra: 41 familias del servicio de psicología remitidas por el médico pediatra del Centro Nacional de Rehabilitación. Estudio estadístico ANOVA no paramétrico para conocer el grado de significancia en la funcionalidad.

Resultados: 82.5% de las familias estudiadas tuvieron un puntaje global funcional; 17.5% obtuvo un puntaje por abajo del valor límite funcional.

Se concluye que las familias donde hay un hijo con P.C. I. no necesariamente hay disfunción familiar.

La madurez de los padres, en conjunto con un modo adecuado de ejercer el control para compartir una autoridad eficiente y darse un apoyo afectivo ante la adversidad es lo que va a determinar la funcionalidad.

El conocer cuáles han sido las áreas significativamente disfuncionales permitirá a los profesionales diseñar estrategias terapéuticas más de acuerdo a las necesidades de las familias.

---

[5] Publicado en Vol. 17, no. 3. Revista Mexicana de Medicina Física y Rehabilitación.

Secretaría de Salud Centro Nacional de Rehabilitación, Medicina de Rehabilitación.
Título: Funcionalidad de las familias con pacientes con discapacidad[6].
Autores: Calderón C. F. E., Nuño L. A., Efrén A. M.
Fecha: 2003

Antecedentes: con el objetivo de poder analizar cuantitativamente los cambios que se presentan en la dinámica familiar, se han diseñado diversos instrumentos. Espejel y col. (1997) desarrollaron una escala para la valoración del funcionamiento familiar, la cual ha sido aplicada y validada en varios estudios.

Objetivo general: Aplicar la escala a las familias de los pacientes con discapacidad que han sido atendidos en el servicio de Terapia Familiar del Centro Nacional de Rehabilitación.

Objetivos específicos: Determinar:
    a) Si todas las familias presentan disfuncionalidad o no.
    b) Si existen alteraciones de acuerdo a la edad y sexo del paciente.
    c) Que áreas de la escala influyen en la funcionalidad.

Método: Un entrevistador aplicó la escala que consta de 40 preguntas a 50 familias. Los valores obtenidos para cada una de las áreas exploradas se acomodaron en tablas y se analizaron los promedios y varianzas con el programa estadístico SPS 3.

Resultados: 54% de las familias fueron funcionales, puntaje global de 140.3 + -6.4.

Las disfuncionales, 46%, puntaje global de 123.3 + - 6.4. La diferencia entre ambos grupos fue significativa (p mayor 0.5, t de student) entre grupos fueron: "conducta disruptiva y afecto negativo".

Conclusiones: No toda la familia con un paciente con discapacidad es disfuncional.

La Escala y su análisis permiten conocer las áreas más afectadas en la dinámica familiar, lo cual a su vez permitirá determinar mejor nuestro abordaje terapéutico.*

---

[6] Esta investigación fue publicada en la Revista Psicoterapia y Familia (Vol. 22, No. 1, Año 2009) con el título: "Evaluación de 100 familias...".

Universidad Autónoma de Tlaxcala.

Facultad de Educación Especializada.

Título: Funcionamiento Familiar e integración Educativa. Un estudio con familias que tienen un hijo con necesidades educativas especiales con o sin discapacidad.

Autora: Gutiérrez O. M.F. (+)

Tesis para optar por el grado de Maestría en Terapia Familiar.

Fecha 2008.

Método: "Medición con comparación de grupo control donde X toma dos valores cualitativamente diferentes: uno, de Necesidades Educativas Especiales sin discapacidad y el otro de Necesidades Especiales con discapacidad, Comparándose ambos con el grupo control. Teniendo así dos valores y la X.

Instrumentos: Escala de Funcionamiento Familiar en el contexto de una entrevista.

Población: Programas de atención Móvil y Permanente de CAPEP "M. Rivera Anaya".

Muestra: 60 familias divididas en tres grupos de 20 cada uno.

Grupo 1 familias cuyo hijo en edad pre - escolar, no mostrara síntoma alguno en la escuela.

Grupo 2: familias con un hijo en edad pre-escolar que manifestara Necesidades Educativas Especiales sin discapacidad.

Grupo 3: familias con un hijo en edad pre-escolar que presentara necesidades educativas especiales con discapacidad.

Resultados: A través de las gráficas que reporta la E.F.F. y los tratamientos estadísticos utilizados se puede apreciar que sí hubo diferencias significativas en la dinámica en todas las áreas del funcionamiento familiar entre los grupos dos y tres con respecto al grupo control, aceptándose como verdadera la hipótesis uno: cuando se tiene un hijo con Necesidades Educativas Especiales, la estructura y 1 dinámica de la familia se altera y a veces llega a la desintegración (en las 20 familias estudiadas 2 llegaron a la separación).

Entre el grupo control y las que tienen Necesidades Educativas Especiales sin discapacidad, son significativas las funciones de CONTROL, CONDUCTA DISRUPTIVA Y RECURSOS.

Entre el grupo control y los que muestran Necesidades Educativas Especiales con discapacidad, los factores que resultaron significativos fueron: AFECTO, CONDUCTA

DISRUPTIVA Y COMUNICACIÓN: No se encontraron diferencias significativas importantes entre los grupos dos y tres (Necesidades Educativas Especiales con y sin discapacidad).

El grupo de Necesidades Educativas Especiales sin discapacidad, doce familias resultaron funcionales y ocho con disfuncionalidad, debido además a situaciones severas en las relaciones de pareja y con los hijos debido a alcoholismo en los padres, depresión en las madres, falta de límites y violencia.

En el grupo tres (Necesidades Educativas Especiales con Discapacidad) se encontraron diez familias en estado de funcionalidad y diez con disfuncionalidad. Las diez primeras están integradas por el padre, la madre y los hijos. Al parecer entienden la discapacidad, apoyan al paciente, buscan los recursos necesarios para que salga adelante y confían en las instituciones como ayuda para que su hijo salga adelante.

Las diez familias que presentan disfuncionalidad en algunos casos niegan el problema y en otros muestran desesperanza. Existe también falta de límites en las familias, hay presencia de alcoholismo en algunos padres, depresión y aislamiento unas veces en la madre y otras en las hijas).

Comentario adicional de la investigadora: "Al invitar a las familias a participar en la investigación fue satisfactorio ver el interés y el entusiasmo mostrado por parte de ellas, sobre todo por las familias con Necesidades Educativas Especiales con y sin Discapacidad, donde al participar en la aplicación de la Escala de Funcionamiento Familiar fue notoria la diferencia en el contenido de los comentarios realizados entre los tres grupos. Mientras en el grupo control se habló de un proyecto de vida, en los grupos dos y tres, si bien no fue en todos, los contenidos fueron de quejas, demandas y miedos."

Centro de estudios e investigaciones sobre la familia, IFAC.
Título: Funcionamiento de familias con un miembro que presenta autismo.
Autoras: García G. L. Y Nieto D A. M. E.
Tesis para optar por el grado de Maestría en Terapia Familiar.
Fecha: junio del 2011.

Objetivo: Identificar la naturaleza profunda de la realidad que viven, su estructura dinámica y aquello que da razón de su comportamiento y manifestaciones de la familia.

Instrumentos: la Escala de F. F. de Espejel entre otros.

Método: Investigación cuantitativa, observacional y transversal.

Muestra: 10 familias atendidas en el centro de salud mental de la ciudad de Querétaro que tiene un hijo varón con trastorno autista entre los tres y los nueve años de edad.

Resultados: significativamente altos el nivel de apoyo, de supervisión y de control.

Niveles bajos: poca claridad y deficiencias en la comunicación y baja en la expresión de afectos negativos.

Centro de Estudios e Investigación Sobre la Familia, IFAC e IFADEH.
Título: Evaluación e intervención para terapia familiar con uno o más miembros sordos.
Palabras clave: Familias con discapacidad auditiva, evaluación, intervención psicoterapéutica.
Autora: Pérez M. y M.B. X.
Tesis para optar por el grado de Maestría en Terapia Familiar.
Año: 2015.
Instrumento: E.F. F.

Objetivos: Proponer intervenciones terapéuticas sistémicas, dinámicas e integrativas a familias con uno o más miembros sordos.
Ver a la discapacidad auditiva como una condición más de la familia y atenderla en sus necesidades particulares.

Metodología: Estudio de tipo cualitativo descriptivo donde lo que se busca es la creación de propuestas de intervención de familias con miembros sordos.

Marco teórico: Sistémico, estructural, dinámico integrativo.

Resumen: A través de la evaluación transversal de cinco familias con uno o más miembros sordos por medio de la Escala de Funcionamiento Familiar se ha logrado definir propuestas de intervención psicoterapéutica que permiten la atención óptima de dichas familias.
La muestra estuvo conformada por cinco familias de niños con sordera en etapa escolar:

Tipo A: Familia nuclear sorda. Resultó Funcional.
Tipo B: Familia nuclear sorda/ con un miembro oyente. Resultó Funcional.
Tipo C: Familia nuclear oyente/dos hijos sordos/dos hijos oyentes. Su resultado casi alcanzó el límite de funcionalidad.
Tipo D: Familia nuclear con padre sordo e hijo sordo, así como familia extensa con varios miembros sordos. Resultó Funcional.
Tipo E: Familia nuclear oyente/gemelos oyente-sordo. Resultó Disfuncional en general. Los factores que se muestran funcionales son apoyo, supervisión y manejo de conducta disruptiva.

Universidad Nacional Autónoma de México.

Facultad de Psicología (división de estudios de posgrado)

Título: Tácticas seguidas por familias oyentes para acceder a la atención especializada del niño sordo.

Autor: Noriega M, J. A.

Tesis para optar por el grado de Maestría en Psicología Clínica.

Fecha:1998.

METODOLOGIA: Tipo de estudio: Descriptivo, transversal, retrospectivo, parcial. La población conformada por los padres o tutores de niños que cursan con una pérdida auditiva profunda.

La muestra estuvo conformada por 40 familias de niños sordos. Pertenecieron a diferentes clases sociales, Los casos estudiados no tenían patologías asociadas severas que pudieran desviar la atención.

Instrumentos usados: La Escala de Funcionamiento Familiar de Espejel y la cédula para captura y registro de datos.

Los resultados de la Escala arrojaron 27 familias con buen funcionamiento y 13 con disfuncionalidad, es decir 67.5% y 32.5% respectivamente.

Universidad Juárez del Estado de Durango. Facultad de trabajo social.
Título: "Como repercute la familia en las crisis epilépticas no controladas en uno de sus miembros"
Autora: Pesquéira L. L.
Tesis para optar por el grado de Maestría en Terapia Familiar.
Fecha: 2003.

Método: Investigación cualitativa aplicando la E. F.F. a seis familias con un miembro que padece epilepsia que no es controlada.

Muestra: de las seis familias estudiadas el 50% son oriundas de la ciudad de Durango Y el otro 50% pertenece a otros municipios del mismo estado.

El 83.4% está representada por familias nucleares y el 16.6% por familias extensas. Son de clase socioeconómica media baja y sólo un 16.6.% son de clase baja. Aunque un pequeño porcentaje tiene hijos pequeños, la mayoría de las familias tienen adolescentes y adultos.

El miembro de la familia que presenta epilepsia es en su mayoría (86.4%) es hijo primogénito.

Resultados: como se puede ver en la gráfica, el factor funcional es el de supervisión y el resto de los factores obtienen puntajes disfuncionales.

Universidad Nacional autónoma de México. Facultad de Psicología. C. U.

Título: Funcionamiento de la estructura familiar y la adherencia terapéutica en escolares con anemia aplástica.

Autora: Castañeda, P.P. I.

Tesis para optar por el grado de Licenciatura en Psicología Clínica.

Fecha: 1998.

Método: Diseño no experimental, transaccional, correlacional. Tipo de estudio prospectivo, transversal, comparativo, observacional.

Universo: Departamento de psiquiatría y medicina del adolescente y de hematología del Hospital Infantil de México "Federico Gómez".

Muestra: No probabilística, intencional por cuota. Grupo experimental formado por 16 familias de escolares, 8 con diagnóstico de anemia aplástica y 8 familias con hijos hemofílicos. El grupo de control se conformó con 8 familias de niños con enfermedad aguda, médicamente estables y que acudieron a consulta externa.

Instrumentos: Escala de Funcionamiento Familiar de Espejel, Familio-grama y Cuestionario de adherencia al tratamiento.

Resultados: El análisis de los datos se llevó a cabo través de estadística descriptiva para las variables de adherencia terapéutica y familia. También se utilizó estadística paramétrica (Pearson) para contrastar las variables de funcionamiento familiar y adherencia al tratamiento. Para la prueba post hoc, se aplicó la prueba de U Mann Whitney los datos sólo incluyeron diferencias significativa a $P<0.05$.

Conclusión: La estructura y dinámica de las familias en términos generales se presentó como funcional en la mayor parte de los factores, lo cual nos indica una interacción y organización de la familia, que es funcional ante la situación de enfermedad. En el grupo de anemia plástica y de hemofilia el manejo del afecto apareció como disfuncional.

En el grupo de enfermedad aguda, el factor que se presentó como disfuncional fue el de supervisión. A pesar de lo anterior, se concluyó que el funcionamiento familiar no fue significativo como factor de explicación de la adherencia al tratamiento médico.

Centro de Estudios e Investigación sobre la Familia, IFAC.
Título: Funcionamiento Familiar del Paciente Pediátrico, candidato a
trasplante hepático pre y post manejo familiar.
Autora: Castañeda P. P. I.
Tesis para optar por el grado de Maestría en Terapia Familiar.
Fecha: 2004.

Metodología: Estudio descriptivo, cuasi -experimental

Objetivos: Describir las características del funcionamiento familiar en los niños candidatos a trasplante hepático de donador cadavérico.

La muestra, no probabilística, intencional por cuota, estuvo conformada por 12 familias, 6 locales y 6 foráneas que esperaban el órgano a trasplantar en el Hospital Infantil de México "Federico Gómez".

Se utilizó estadística descriptiva no paramétrica; debido al tamaño de las muestras

Se usaron frecuencias y medias.

Herramientas: E.F.F. de Espejel y manejo de las familias con enfoque sistémico de acuerdo al Modelo de J. Rolland.

Resultados: en ambos grupos mejoró el funcionamiento familiar en todos los factores de la Escala, de acuerdo a los puntajes totales e inclusive los pacientes locales mejoraron en su salud física.

Centro de Estudios e Investigación sobre la Familia, IFAC.
Control Conductual e interacción familiar en el trastorno por déficit de atención (TDAH).
Autor: Santos T. E.
Fecha: 2010.

Método: Estudio de corte transversal exploratorio, prospectivo mediante observación de campo participante, utilizando la Escala de Funcionamiento Familiar.

Universo de estudio: 41 familias con un hijo con TDAH que recibieron atención en el Servicio de Paidopsiquiatría en el módulo de salud mental en la UMF N0. 68 del IMSS Veracruz, en el período 2005-2009. Todas recibieron Terapia Cognitivo-Conductual.

Resultados: después del tratamiento todas las familias resultaron funcionales y para corroborar esto se tomaron 20 de la muestra total aplicándoles el test FF-SILL.

Se concluye que sí es posible modificar los estilos de control conductual de los padres de estos niños entendiendo su alteración y no castigándolos.

Centro de Estudios e Investigación sobre la Familia, IFAC.
Título: "La dinámica familiar en el grupo de niños detectados con obesidad en el Jardín de niños de la UNAM"
Autora: Falcó P. A.C.
Tesis para optar por el grado de Maestría en Terapia Familiar.
Fecha: Abril 2012.

Método: Tipo de investigación cuali-cuantitativa.

Objetivo: "Explorar la dinámica y funcionamiento de las familias que tienen un miembro con obesidad infantil".

Participantes: 5 familias con un menor que presenta la obesidad.

Instrumentos: E. F. F. y genograma.

Resultados: Se encontraron dos familias en estado de funcionalidad y tres con disfuncionalidad.

A partir de las entrevistas familiares, la autora enfatiza que en tres de las familias se observaron emociones de malestar, aprehensión, estados de ánimo depresivos; se mostraron angustiadas, ansiosas, estresadas, irritables, de fácil llorar. Presentaron sobrepeso y obesidad; manifestaron comer compulsivamente al sentirse ansiosas.

Al recoger a sus hijos de la guardería les compran golosinas, a pesar de saber que ya han comido.

En cuanto a comunicación observó que el intercambio de información no es claro, ni directo tanto en el área instrumental, como en la afectiva. En la relación de pareja no hay apoyos, ni acuerdos y sí descalificaciones llegando en ocasiones a la violencia verbal y física introduciendo de alguna manera a los hijos.

Cuatro de las cinco familias se niegan a aceptar la obesidad de sus hijos como un problema.

**INSTITUTO MEXICANO DEL SEGURO SOCIAL
UNIDAD DE MEDICINA FAMILIAR NÚMERO 75 DELEGACIÓN
MICHOACAN Y COLIMA
Titulo Funcionamiento de familias que tienen un integrante con
diagnóstico de trastorno bipolar
AUTORA: PEREZ Ch M.I.
FECHA 2008**

MUESTRA: Doce Familias con un promedio de 21 años de convivencia, de nivel socioeconómico bajo y con un integrante con trastorno bipolar y con una carga genética de hipertensión diabetes y alcoholismo

INSTRUMENTO UTILIZADO; Escala de funcionamiento familiar

RESULTADOS:
Familias todas ellas en estado de disfuncionalidad que se apoyan pero se encuentran con puntajes bajos en los siguientes factores:

APOYO	50
AFECTO POSITIVO	48
SUPERVISIÓN	48
AUTORIDAD	47
CONTROL	46
COMUNICACIÓN	43
RECURSOS	41
AFECTO NEGATIVO	40
CONDUCTA DISRUPTIVA	36

TERCERA SECCIÓN:

FAMILIAS CON VIOLENCIA

Centro de Estudios e Investigación sobre la Familia, IFAC.
Título: Efectividad de la intervención terapéutica en familias violentas.
Autora: Murguía C. G.
Tesis para optar por el grado de Maestría en Terapia Familiar.
Fecha: 2002.

Objetivos de la Investigación:
1.- Identificar cambios en las familias que reciben terapia familiar breve y en las que sólo reciben apoyo y contención.
2.- Buscar diferencias estadísticamente significativas en la funcionalidad familiar y nivel de violencia en ambos grupos familiares.

Muestra: Estuvo conformada por dos grupos independientes, un grupo de 23 familias del Instituto Nacional de Salud Mental (INSAME) y un grupo de 12 familias de REINTEGRA (Institución dedicada a la reinserción familiar de menores infractores).

Instrumentos: Se aplicó la E.F.F. de Espejel y se realizó una exploración de datos específicos sobre la violencia.

Resultados: Los datos estadísticamente significativos mostraron que las familias que recibieron terapia familiar breve modificaron su funcionamiento familiar y redujeron sustancialmente el ejercicio de la violencia, mientras que las familias que sólo recibieron apoyo y contención, no mostraron cambios estadísticamente significativos en el funcionamiento familiar, aunque si se observó una reducción importante en la intensidad y frecuencia de los actos violentos.

Universidad Juárez del Estado de Durango. Facultad de trabajo social.
Título: Nivel de funcionalidad Familiar y su relación en la presencia o ausencia de Conducta Indisciplinada en adolescentes de la Escuela Secundaria Felipe Pescador Valles del Municipio de Nuevo ideal, Durango.
Autoras: Aguirre M. M.E. y Ortiz L. J.C.
Tesis para optar por el grado de Maestría en Terapia Familiar
Fecha: Mayo de 2006.

Método: Investigación cuantitativa.

Tipo de estudio: comparativo.

Universo: Población estudiantil de la Escuela Secundaria Felipe Pescador Valles.

Muestra: La selección de la muestra se hizo mediante el tipo de muestreo de casos típicos, es decir, los alumnos que presentaron o no conductas indisciplinadas dentro del ámbito escolar. Se formaron 2 grupos de 5 familias cada uno respectivamente con hijos disciplinados y no disciplinados.

Instrumentos: Cuestionario elaborado por las investigadoras a fin de obtener la opinión de los maestros respecto a la conducta de los alumnos. Escala de Funcionamiento Familiar de Espejel para ser aplicada a todas las familias.

Resultados: El primer grupo presenta funcionalidad en todas las áreas, con un puntaje global total de 55.4. Mientras que el segundo grupo muestra disfuncionalidad en siete de las áreas y obtiene un puntaje global total de 42.6. Ello da respuesta a la pregunta de investigación demostrando que si hay una relación directa entre el funcionamiento familiar y la conducta del hijo disciplinado o indisciplinado.

Centro de estudios e investigación sobre la familia, IFAC.
Título: Impacto de la aplicación de un programa de escuela para padres en el funcionamiento familiar en menores infractores.
Autora: López G. M. P.
Tesis para optar por el grado de Maestría en Terapia Familiar
Fecha: 2009.

Método: Tipo de estudio cuasi- experimental tendiente a registrar modificaciones antes y después de aplicado el programa. Los datos fueron codificados y se llevó acabo un tratamiento con el paquete estadístico SPSS (no. 13.0); se utilizó la prueba t de Student para ver las diferencias significativas. Se usó la prueba Kruskal-Wallis para muestras independientes para ver si las variables sociodemográficas eran confusoras.

Universo: Centro de Tratamiento para Varones (C. T. V.) perteneciente a la Secretaría de Gobernación.

Muestra: 28 familias que tuvieran un hijo interno en el Centro.

Resultados: El panel pre-post muestra diferencias significativas, después de aplicado el programa, en los factores de apoyo, comunicación y conducta disruptiva, asimismo autoridad, control y afecto negativo en un nivel de significancia menor, mientras las áreas que sufrieron modificaciones aunque no de manera significativa fueron afecto positivo y recursos, siendo el factor de supervisión el que no mostró modificación alguna.

Fundación de Reinserción Social de menores Infractores "REINTEGRA"
Castellanos F., Guzmán F.S., López R. T. y cols con la asesoría de la Autora, Espejel Aco,
Publicada en el año 2004

Título "La Familia del Menor Infractor"
Resumen:

Se reporta haber entrevistado a 82 familias de adolescentes primo delincuentes y encontrar el" 91% de ellas se encuentran en un estado de disfuncionalidad y el 9% restante alcanza con dificultad el grado mínimo esperado de funcionalidad".

Universidad Juárez del Estado de Durango, Facultad de Trabajo Social división de Estudios de posgrado e investigación.

Título: "Características del funcionamiento familiar de pacientes con intento de suicidio: el caso del Hospital Psiquiátrico de Durango.

Autora: Arroyo R. M.C.

Tesis para optar por el grado de Maestría en Terapia Familiar

Año: 2002.

Objetivos:

1.- Determinar la funcionalidad o disfuncionalidad familiar en los casos de pacientes atendidos por intento de suicidio en el Hospital Psiquiátrico de Durango, Durante el periodo 1998-2000.

2.- Identificar las características del funcionamiento familiar del paciente con intento suicida.

3,- Obtener un perfil sociodemográfico de las familias estudiadas.

Metodología: Se realizó un trabajo de investigación de corte cuantitativo porque por primera vez, desde una perspectiva de la familia, permite medir el fenómeno de intento de suicidio en pacientes del Hospital Psiquiátrico. Es descriptivo, al describir el cómo y el porqué de las relaciones familiares de pacientes con intento de suicidio, podemos entenderlo mejor; además indaga la incidencia y los valores que manifiestan una o más variables. Es transversal porque los datos se recogieron en un solo momento, en un tiempo único; y retrospectivo, pues se analizó el fenómeno en un periodo de tres años atrás.

RESULTADOS: Las familias no son totalmente disfuncionales. Entre las áreas de mayor conflicto está la comunicación en un 95%, la expresión de afectos de bienestar en un 80%; manejo de conductas disruptivas, 70% y el área de autoridad en un 90%.

Universidad Nacional Autónoma de México.

Título: "Funcionamiento Familiar con menores víctimas de abuso sexual"

Autora: Sánchez L. D.

Tesis para optar por el grado de Licenciatura en Psicología Clínica.

Fecha: 2000.

Metodología: El objetivo de esta investigación fue determinar el grado de funcionalidad de 30 familias con niños y adolescentes entre 3 y 16 años de edad que fueron víctimas de abuso sexual.

Instrumentos: se utilizó la E.F.F. de Espejel en el contexto de una entrevista. Se utilizó el programa de computadora SPSS (paquete estadístico para las ciencias sociales), análisis de frecuencias, porcentajes, medias y regresión logística.

Resultados: Se encontró que las familias poseen patrones estructurales y de conducta que establecen violencia intrafamiliar, lo que las hace ser disfuncionales en un alto grado.

Las áreas significativas que precipitaron el abuso sexual fueron: conducta disruptiva y global.

Conclusión: Lo anterior significa que sus escasos recursos no les permiten manejar adecuadamente las conductas disruptivas, lo que permite determinar que el problema del abuso sexual es multicausal, es decir que la disfuncionalidad en todas las áreas fue importante para que se diera el abuso.

Centro de Estudios e Investigación sobre la Familia, IFAC.
Título: Estudio descriptivo de evaluación de familias con hijos adolescentes que manifiestan conductas agresivas.
Autoras: Lara F. E. Ortiz M.A., Rodríguez A. P.
Tesis para optar por el grado de Maestría en Terapia Familiar
Fecha: Febrero 2008.

Tipo de investigación: cuanti y cualitativa.

Escenario: Centro Comunitario de Salud Mental San Pedro Zacatenco dependiente de la Secretaria de Salud. Ciudad de México.

Instrumentos: E. F. F. y cuestionario de conductas agresivas de Yudofsky (1986). Muestra: 25 familias con un hijo de 13 a 16 años que presenta conductas agresivas. (18 hombres y 7 mujeres).

Resultados: Todas las familias resultaron disfuncionales. Los factores más afectados fueron comunicación (96%) y control (88%). Aspecto que coincide con la investigación de A. Roizblatt sobre familias con adolescentes en Santiago de Chile (1997) quien identificó como factor de riesgo la comunicación deficiente en las familias en las que se vio comprometida la salud mental del adolescente.

El factor de manejo de conductas disruptivas, fue uno de los más afectados en la muestra.

El control, se vio afectado en forma importante, sobre-todo en los subsistemas parentales, el control solo es ejercido por uno de ellos, al igual que la autoridad. En el 20% el control era ejercido por uno de los hijos. En otro 20% no existía ninguna forma de control. En dos casos el control lo ejercía la familia extensa quedando anulados los padres en la familia nuclear.

En cuanto a los recursos y al apoyo hubo una disfuncionalidad del 80 y 68% respectivamente. Las familias saben aprovechar los recursos instrumentales, no así, los afectivos ya que el factor de afecto nos mostró que los elementos de la familia no expresan con facilidad, ni abiertamente sus emociones además de que no muestran disposición para escuchar a los demás, lo que con frecuencia lleva al aislamiento de algunos miembros de la familia.

La supervisión estuvo mermada en el 68% de los casos.

En el afecto negativo se observó en las familias cierta capacidad de respuesta ante la expresión de malestar en el sistema.

Los roles en estas familias se mostraron más o menos bien definidos en un 80% del total de 25. Los límites bien establecidos en el 84%. La jerarquía se mostró conservada en el subsistema parental en un 80%. Es decir, las familias se encontraron conservadas en su estructura, ya que el 76% era de tipo nuclear, lo que proporcionaba buen soporte para su función, sin embargo dinámica e interaccional -mente mostraron disfuncionalidad y conducta verbal agresiva.

Conclusión: Esta investigación permitió identificar factores de riesgo e integrar un Diagnóstico Oportuno facilitando la organización del trabajo en los tres niveles de prevención de la salud.

Centro de Estudios de Investigación sobre la Familia, IFAC.
Título: Interacciones violentas en una familia de padres adolescentes tardíos.
Autora: Landeros C. A.
Tesis para optar por el grado de Maestría en Terapia Familiar
Fecha: septiembre 2016.

Método: Investigación evaluativa de tipo exploratorio con base en un estudio de caso a través del diagnóstico e instrumentación terapéuticas.

Participantes: pareja joven (ambos se encuentran entre los 16 y los 25 años de edad al tener a su primer hijo).

Instrumentos:

1.- E. F. F. de Espejel y cols.
2.- Evaluación personal de los alcances permisos de la pareja en lo referente a violencia, a través del "violento -metro del "Instituto Politécnico Nacional" (Tronco y Ocaña, 2011).
3.- Entrevista a profundidad.
4.- Aplicación del esquema dinámico-estructural de R. Macías.
5.- Diario de campo.
6.- Once sesiones de diagnóstico e intervención terapéutica.
7.- Seguimiento evaluado a un año de que terminó el tratamiento.

Conclusiones: Este trabajo relata el proceso de una familia de adolescentes tardíos con dos hijos en edad pre-escolar y concluye que:

a) que no es necesariamente cuestión de edad, sino de madurez de los padres para poder criar a sus hijos,
b) la violencia encuentra en la comunicación un predicador y freno de gran potencia y
c) hombres y mujeres son parte del ciclo de la violencia en la que ambos interactúan e intercambian roles.

La violencia no es intrínseca a la adolescencia, ni a la parentalidad, pero si suele ser la forma más recurrente de afrontar una parentalidad adolescente, donde se conjugan características de incertidumbre con las frustraciones y ansiedades que provoca la llegada del primer hijo, así como el paso de ser hijo a ser pareja; todo esto da pie a que los adolescentes afronten violentamente sus crisis.

La terapia familiar con su visión sistémica permite desarrollar recursos en cada una de estas áreas, tomando al todo, sin olvidar las partes.

Los resultados de la E.F.F. muestran claramente como esta familia que se detectó como disfuncional (45 puntos) antes del tratamiento, mostró funcionalidad despúes del mismo (51) y obtuvo un mejor puntaje (56) en el seguimiento a un año después de la terapia.

CUARTA SECCIÓN.

TIPOS DE FAMILIA

Centro de Estudios e Investigación sobre la familia (IFAC) y Centros de Integración Juvenil, A.C. (CIJ) sede Morelia Mich.
Título La familia y el adolescente consumidor de alcohol.
Autora: García S. L. H
Tesis para obtener el grado de Maestría en Terapia Familiar.
Fecha: 2015.

Método: Investigación cualitativa .
Tipo de estudio: Presentación de un caso familiar.

Objetivo general: Conocer los alcances y limitaciones de la terapia familiar aplicada a una familia con un hijo adolescente consumidor de alcohol.

Objetivos específicos: Evaluar los resultados de un proceso terapéutico familiar en el consumo de alcohol de un adolescente.
 Identificar cambios adicionales generados en la familia como consecuencia del tratamiento familiar.

Instrumento: Escala de Funcionamiento Familiar en el panel Pre-Post tratamiento.

Resultados:

Función	Puntaje pre -test		Puntaje post-test	
Autoridad	48	Disfuncional	62	Funcional
Control	48	Disfuncional	56	Funcional
Supervisión	59	Funcional	53	Funcional
Afecto positivo	42	Disfuncional	47	Disfuncional
Apoyo	53	Funcional	50	Funcional
Conducta disruptiva	38	Disfuncional	48	Disfuncional limitando con lo funcional,
Comunicación	36	Disfuncional	40	Disfuncional
Afecto negativo	38	Disfuncional	45	Disfuncional
Recursos	50	Funcional	50	Funcional
Total	46	Disfuncional	50	Funcional

Cualitativamente se encuentro además, disfunción conyugal de los padres y la presencias de un secreto que no llegó revelarse.

"Aspectos que ya han sido previamente identificados en estas familias y la forma en que se manejó fue separándolos del proceso familiar" (Stanton y Todd, 2012).

Conclusión: La autora concluye que la terapia familiar resulta efectiva para el tratamiento del consumo de sustancias en la familia de un adolescente.

Centro de estudios e investigación sobre la familia, IFAC.
Título: "Factores vinculados con la elección de uni-parentalidad en madres solteras".
Autora: Gámez S. I.
Tesis para optar por el grado de Maestría en Terapia Familiar
Año: 2009.

Método: Tipo de investigación cualitativa. Tipo de estudio exploratorio, descriptivo, transversàl, observacional. Técnica de recolección de datos a través de casos con entrevistas a profundidad y aplicación de la Escala de Funcionamiento Familiar de Espejel.

Objetivo general: Conocer los factores vinculados con la elección de uni-parentalidad en madres solteras.

Muestra: No probabilística, no representativa a conveniencia, selección por saturación en función de las características necesarias para el estudio. Se analizaron cinco casos.

Resultados: Se consideró que la elección de uni-parentalidad no se puede etiquetar como funcional o disfuncional, es necesario hacer un estudio detallado de las particularidades de cada caso, ya que hay recursos y áreas a trabajar, y por supuesto no olvidar que hay un marco social que empuja hacia ciertos cambios estructurales en las familias.

Centro de Estudios e Investigación sobre la Familia, IFAC.
Título: "Observación del funcionamiento familiar en una familia uni-parental femenina inserta en la familia de origen de la madre"
Autora: Romero U. K.
Tesis para optar por el grado de Maestría en Terapia Familiar
Fecha: 2012.

Resumen: En esta investigación cualitativa se presenta un estudio de caso a partir de un proceso de Terapia Familiar.

El objetivo fue analizar el funcionamiento de la familia mencionada en el título, tratándose de una familia que era nuclear que se separa y la madre regresa a vivir con su familia de origen. Durante el proceso terapéutico la madre comienza los trámites de divorcio, el padre solo aporta para las colegiaturas de la escuela de los niños, siendo mantenidos (los hijos y la madre) por la abuela materna y los hermanos mayores de la madre, debido a que esta no trabaja y el padre no aporta lo suficiente para el cuidado de los hijos.

La investigación muestra el fortalecimiento y desarrollo de la familia uni-parental a partir del proceso terapéutico, el cual se implementó con un enfoque de intervención social y aplicando los principios de la Teoría General de los Sistemas, del enfoque comunicacional y la Terapia Estructural de Salvador Minúchin.

Los instrumentos empleados fueron el Modelo de Evaluación de la Universidad de Mc Master, Genograma de Mónica Mc. Goldrick Y Randy Gerson y la Escala de Funcionamiento Familiar creada por la doctora Espejel Aco.

El proceso constó de 11 sesiones y se continuó seis meses después, con nueve sesiones más.

Resultados: Al concluir las 20 sesiones se pudo constatar un cambio en las actitudes de la familia tanto desde la observación clínica, como el pos test de la Escala de Funcionamiento Familiar.

Centro de Estudios e Investigación sobre la Familia, IFAC.
Título: Perfil de funcionamiento familiar de madres trabajadoras de la Ciudad de San Juan del Río, Querétaro.
Autora: Navarrete, M.C.
Tesis para optar por el grado de Maestría en Terapia Familiar
Fecha: 2011.

Objetivo: Determinar el perfil de funcionamiento de familias nucleares y/o re-estructuradas con hijos en etapa de crianza y/o adolescencia donde la madre labora fuera del hogar.

Muestra: 37 mujeres de una población de 136. La muestra estuvo conformada por enfermeras, médicos, auxiliares de oficina y profesional de intendencia.

Resultados: 20 familias funcionales 64. 5%
17 familias no funcionales 35.5%.

Conclusiones: Los resultados encontrados apuntan en la dirección contraria a las afirmaciones frecuentes, sean soslayadas o categóricas de que "si la mujer desatiende su hogar hay serias repercusiones en la educación y valores dentro de la familia" puesto que se encontró un porcentaje mayor de familias funcionales con padres e hijos satisfechos y ocupados en crecer y desarrollarse, además de que no se encontró una relación significativa entre el trabajo de la madre y la funcionalidad de la familia.

En las familias que se presentan como funcionales existen algunas áreas más sensibles a desarrollar disfuncionalidad destacando la comunicación, el control, el afecto negativo y el manejo de conductas disruptivas. Los factores más fuertes son la autoridad, el apoyo y la supervisión.

En el grupo de familias que aparecen como disfuncionales se encuentra que la comunicación es la más afectada, al igual que en las familias funcionales, lo cual apunta a que siendo esta área una de las más sensibles a que siendo esta una de las más sensibles, es también la más necesitada de atención.

Universidad Autónoma de Tlaxcala.

Facultad de Ciencias para el Desarrollo Humano.

Título: Perfil de funcionamiento familiar en familias que tienen un hijo con dificultades escolares del estado de Tlaxcala[7].

Autoras: Nava E. A., Burgos y O. R. y Jiménez C. S.

Fecha: 2012

Muestra: Estuvo conformada por 13 familias del estado de Tlaxcala.

Instrumentos: Aplicación de la E.F.F. y Entrevista exploratoria.

Resultados: Las dificultades encontradas se clasificaron en tres áreas:

1) Bajo rendimiento escolar,

2) Dificultad de comunicación y

3) Discapacidad visual.

De acuerdo a la E.F.F.se encontraron 7 familias pasando por un proceso de disfuncionalidad y 6 con un buen puntaje de funcionalidad. En el familio-grama que contiene la Escala, se observó ausencia de la figura parental, dobles nupcias de vía materna y paterna y muertes del tercer hijo por ambas líneas. La actividad predominante de las mujeres es el hogar y de los hombres, la mecánica.

---

[7] Publicado en la Revista Electrónica de la Universidad Autónoma de Tlaxcala.

Universidad Nacional Autónoma de México, Facultad de Medicina.
División de Estudios de Posgrado e Investigación.
Título: Evaluación del funcionamiento de la familia monoparental en la unidad de medicina familiar número 52 Nuevo Urecho Michoacan
Autor: Escoto S. A.
Trabajo para optar por la especialidad de Medicina Familiar.
Fecha: Enero del 2008.

Método: Investigación cuanti y cualitativa.
Tipo de estudio: Observacional descriptivo.

Objetivo general: Analizar las características de funcionalidad en la familia mono parental por ausencia materna en comparación con la que tiene ausencia paterna

Población: Familias adscritas al consultorio nº 1 matutino de la Unidad de Medicina Familiar nº 52 Nuevo Urecho, Mich.

Muestra: Se estudió la totalidad de las familias monoparentales con ausencia materna y paterna respectivamente en el periodo comprendido entre marzo de 2006 y abril de 2007.

Instrumentos: Escala de Funcionamiento Familiar y Genograma familiar.

Conclusiones: Las familias monoparentales perciben disfuncionalidad en proporción similar a lo que ocurre en cualquier otra familia, lo que habla de la importancia que tienen algunos mecanismos homeostáticos que favorecen la adaptación de las familias a las nuevas circunstancias que les plantea la vida.

Interacción Familiar y Desarrollo Humano, IFADEH A. C. y Menores en Situaciones Extraordinarias, MESE I.A.P
Título: Reporte de resultados en atención a las familias de MESE usando la Escala de Funcionamiento Familiar.
Autor: Molina M.S.
Fecha: 2017.

En el año 2015, IFDEH A.C. y MESE han retomado la colaboración institucional a través de los servicios de Psicoterapia Familiar, charlas y grupo de Codependencia.

MESE tiene como uno de sus objetivos específicos más importantes, el compromiso de otorgar atención psicológica a menores en situación de desventaja social y a sus familias y a través del ifade brindar apoyo terapéutico familiar.

El objetivo principal que es la disminución en la deserción escolar de los menores.

Resultados:

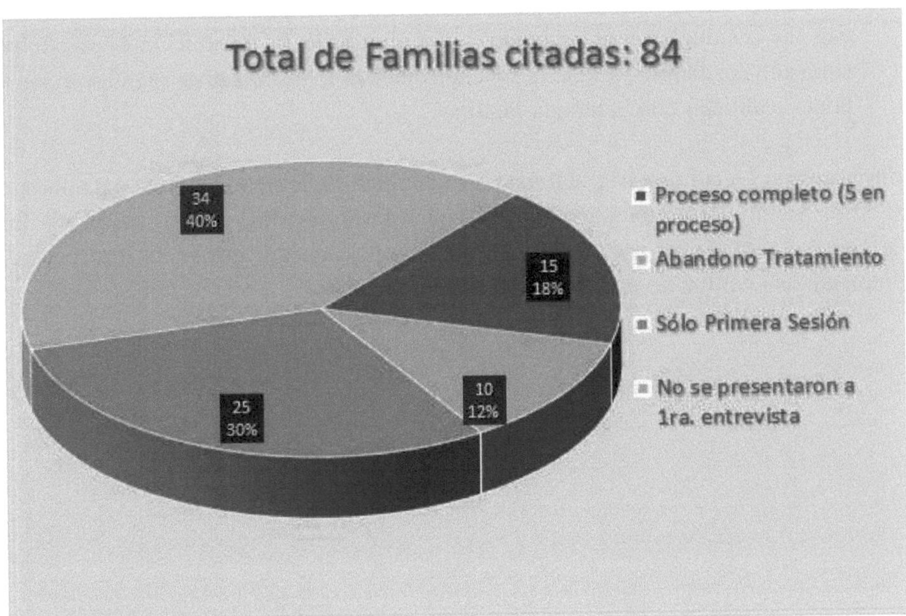

Escala de Evaluación Familiar

FACTORES A EVALUAR: Autoridad, control, supervisión, afecto, apoyo, conducta disruptiva, comunicación, afecto negativo, recursos.

Observaciones de terapeutas en diferentes casos:

- La familia siempre mostró interés y disponibilidad para el trabajo, pero durante las sesiones le ha costado abrirse, es importante que se busque la manera de involucrar a Iván a las sesiones y que el señor Jaime inicie un proceso individual para que las sesiones sean más provechosas.
- La familia cuenta con recursos para salir adelante, es importante marcar las jerarquías para poder poner a cada miembro en su lugar y poner en marcha las actividades donde Ramiro pueda desenvolverse de acuerdo a su edad para ayudarle a formar hábitos que le servirán para desarrollarse de manera más sana.
- La familia siempre mostró interés y disponibilidad para el trabajo, se recomienda darles oportunidad de pasar para que pongan en práctica lo aprendido y citarlos solamente a seguimiento. Seria complementario que papá y mamá asistiera a terapia de pareja para ir resolviendo situaciones que le conlleva solo a la pareja.
- Se dificultó hacer el contacto para volver agendar a la familia, ya que aparentemente la familia se mudaría de ciudad.
- La familia siempre mostró interés y disponibilidad para el trabajo hasta donde van las sesiones, se recomienda que aun cuando ha perdido la beca por su situación académica, que se le siga apoyando con los cursos de regularización y poder continuar con la terapia familiar.

Conclusiones: La cultura del tratamiento psicológico sigue siendo un reto para nuestra sociedad, sabemos que para los sectores más desprotegidos, la información y los servicios de salud mental son escasos. De ahí la importancia de que en las instituciones se fomente una cultura de prevención, bienestar y cambio.

Centro de Estudios e Investigación sobre la Familia, IFAC.
Título: " Modelo Sistémico estructural y psicoanalítico vincular, en confluencia a través de un enfoque integrativo familiar"
Autor: Aldrete Q. L.A.
Tesis para optar por el grado de Maestría en Terapia Familiar
Fecha: febrero del 2008.

Resumen: En esta investigación se parte de un pensamiento dialéctico, en donde se intenta conciliar dos modelos del campo de la psicoterapia que en general han sido percibidos como opuestos dentro del medio terapéutico familiar.

Se hace referencia al modelo Sistémico estructural y psicoanalítico vincular, que en este estudio se les hace confluir en una intervención terapéutica familiar, a la que se le denomina integrativo debido a que en su abordaje terapéutico considera, se enriquece y utiliza. Las aportaciones tanto teóricas como técnicas de ambos modelos.

De esta forma se describe, analiza y se reflexiona sobre las características de una intervención terapéutica familiar integrativo, que tuvo una duración de diez sesiones y cuya meta fue observar si los modelos antes mencionados pueden confluir o no, en un enfoque integrativo que permita alcanzar los objetivos a corto, mediano y largo plazos establecidos en el contrato terapéutico familiar y con ello, que pueda promover un eficiente tratamiento que encamine a la familia hacia un mayor bienestar para que cuente con una mejor calidad de vida.

Conclusión: Con base en la enriquecedora experiencia del trabajo terapéutico de este estudio, el autor considera que desde un enfoque integrativo que conjunta un modelo Sistémico estructural y psicoanalítico vincular, el terapeuta debe partir de suponer. Que la expresión del mundo inconsciente e inter- subjetivo presente en la dinámica consciente familiar, puede observarse, señalarse e interpretarse en las diversas relaciones e interacciones presentes entre los sub- sistemas, ya que es precisamente ahí, donde aparecen tramas y acuerdos inconscientes que por economía psíquica, pueden mantener un síntoma, apuntalado por una determinada configuración vincular en los grupos familiares, que a su vez de manera circular, mantiene el equilibrio disfuncional, patológico y el síntoma familiar.

A criterio del investigador, el terapeuta que participe de un modelo con intervenciones integrativo vincular, debe tener la sensibilidad suficiente para reconocer el mejor momento para que lleve a cabo su intervención terapéutica.

Centro de estudios e investigación sobre la familia, IFAC.
Título: El estudio exploratorio de la dinámica y funcionamiento familiar de los alumnos de la Facultad de Psicología de la UNAM.
Autora: Muñoz C. M. del R.
Tesis para optar por el grado de Maestría en Terapia Familiar
Fecha: 2008.

Objetivo: Conocer la percepción del tipo de estructura y dinámica de las familias de los alumnos de la Facultad de Psicología de la UNAM.

Método: Tipo de estudio exploratorio, descriptivo y de campo.

Muestra: Alumnos de la Facultad de Psicología que cursen los tres últimos semestres (muestra no probabilística) 34 alumnos de la facultad de psicología de la UNAM que cursan 7°, 8° y 9° semestre correspondientes al ciclo 2005-2 y 2006-1 que aceptaron participar en el estudio.

Instrumentos: Escala de Funcionamiento Familiar de Espejel.

Método: Estadística descriptiva con el programa SPSS y la prueba no para métrica U de Mann Whitney.

Resumen: Tipos de familia: 16 nucleares, 9 monoparentales, 4 extensas, 3 reconstruidas, 1 mono parental que vive con familia extensa y 1 reconstruida que vive con familia extensa.
La percepción de la familia de los 34 alumnos reporta funcionalidad en supervisión y apoyo y disfuncionalidad en el resto de los factores de la EFF; es decir, en autoridad, control, afecto positivo, afecto negativo, conductas disruptivas y recursos.

Universidad Anáhuac. Escuela de Psicología del Mayab. Posgrado.
Título: Perfil de funcionamiento de un grupo de familias de Cancún, Quintana Roo.
Autora: Mayorga D. L.M.
Tesis para optar por el grado de Maestría en Terapia de Pareja.
Fecha: marzo 2002.

Método: Investigación Cuanti-cualitativa.- Tipo de estudio exploratorio, descriptivo.

Muestra: 30 familias que viven en la ciudad de Cancún con padres migrantes e hijos nacidos ahí. Sólo se analizaron 24.

Instrumentos: E. F. F., Familio-grama Tri -generacional contemplando el status de migración de los padres.

Resultados: Del total de familias entrevistadas, 14 resultaron funcionales y 10 en un estado de disfuncionalidad. El factor que obtuvo el más alto puntaje en toda la muestra fue el de supervisión, que evalúa la funcionalidad de la vigilancia de normas y comportamiento. Tal puntaje se puede explicar considerando;
1.- que la mayoría de las familias tiene hijos menores de 12 años
2.- que son familias migrantes en su mayoría (17 de ellas) y
3.-porque el vivir en una ciudad turística como es Cancún, tienen que mantener normas y valores ante situaciones externas que atenúen el temor de los padres de que los hijos adopten estilos diferentes de vida que, a no correspondan a los que tienen en sus lugares de origen.

Otro factor que obtuvo un alto puntaje tanto en las familias migrantes como en las no migrantes fue el de expresión de afectos positivos, lo cual resulta muy útil de considerar para explicar el funcionamiento de estas familias, que al no tener familia extensa en ese lugar, acuden al interior de su familia nuclear para expresar sus sentimientos y emociones.

Discusión de los resultados: Los instrumentos de evaluación son herramientas necesarias, por medio de los cuales se "conoce" la fenomenología de las familias como un sistema y los miembros que la conforman. Un instrumento como la Escala de Funcionamiento Familiar permite hacer un corte transversal en un momento de la vida de la familia para evaluar asignando, valores numéricos y parámetros, que permiten hacer un análisis del funcionamiento dinámico, sistémico y estructural sin olvidar los procesos de continuidad y discontinuidad que se presentan en las diferentes etapas del ciclo vital. La visión del sistema familiar y sus etapas mantienen una contextualización evolutiva del ciclo de vida y del desarrollo familiar. Los resultados dan continuidad a las reflexiones de los terapeutas sobre la fenomenología de la familia y lo enriquecen en su labor clínica diaria.

Instituto Enlaces Educativos
Doctorado en Ciencias para la Familia.
Título: El rol del padre en la dinámica de las familias psicosomáticas.
Autor: Rivas B. R.
Tesis para optar por el grado de Doctor en Ciencias de la Familia.
Fecha: Julio del 2017

Tipo de investigación: Estudio de casos, se entrevistaron seis familias psicosomáticas incluyendo al padre, sus aportaciones se describen en el corpus del trabajo. Es una investigación cualitativa, descriptiva, dinámica, sistémica, planteada desde el construccionismo social donde los relatos cobran importancia porque permiten conocer los significados de las interacciones en el contexto que se construyen. Todos los nombres de los miembros familiares fueron cambiados en la investigación por respeto a su confidencialidad.

Enfoque metodológico: Dinámico Sistémico: Desde el *Enfoque sistémico* la familia es de vital importancia puesto que la forma como se organizan sus miembros, el papel que juega cada uno y la manera en la que se comunican, van a determinar el tipo de relaciones que se establecen en dicho sistema familiar, lo que a su vez posibilitará o no la presencia y/o mantenimiento de problemas psicológicos, por ello es importante enfocarse en las interacciones de la familia para dar cuenta de la salud o enfermedad en las personas. El complejo que abarca éstas formas de expresión recibe el nombre de *dinámica familiar*.

Método de investigación: Etnometodología: La etnometodología intenta estudiar los fenómenos sociales incorporados a nuestros discursos y nuestras acciones a través del análisis de las actividades humanas, se centra en el estudio de los métodos o estrategias empleadas por las personas para construir, dar sentido y significado a las relaciones sociales cotidianas que se mantienen en el núcleo familiar y forman una dinámica específica entre los miembros de una familia tomada como un sistema.

Instrumentos: *Escala de evaluación familiar de Espejel y cols. (2008) y* Alfa Cron Bach 0.91

Para obtener el rol del padre en la aplicación de la escala se incluyó una variación sin afectar los puntajes de los ítems, en cada ítem se hicieron preguntas extras a la familia acerca de la participación del padre en la vida familiar, ejemplo: ¿En su familia hay alguna o algunas personas que sean más reconocidas o tomadas en cuenta? Se registrará la respuesta de la familia y adicionalmente se le preguntará ¿Qué opinión tienen del padre?, también al padre se le preguntará acerca de su participación y ¿Cómo interactúa con los miembros?

Modelo Mc Master de evaluación familiar de Epstein y Bishop (1978)
Para comprender la estructura, dinámica y patrones de transacción familiares el modelo se enfoca en seis dimensiones que logran una representación clara de lo que se puede considerar como una familia normal y establecer una comparación con la que no lo es. Las dimensiones son: resolución de problemas, comunicación, roles, involucramiento afectivo, respuestas afectivas y control de conducta. Se aplica en base a entrevistas abiertas que se realicen con las familias investigando la dinámica que manejen en sus relaciones, ejemplo: En la dimensión de solución de problemas se les puede preguntar: ¿Cómo solucionan los problemas en ésta familia? considerando los 7 pasos que se proponen (identificación del problema, comunicación del problema a la persona adecuada, desarrollo de alternativas de acción, decisión de alguna alternativa, acción, monitorear la acción, evaluación del éxito alcanzado). Se registran las respuestas y se comparan con los postulados del modelo para determinar si la dinámica de la familia es efectiva o menos efectiva. Este procedimiento se aplicará con todas las dimensiones considerando los postulados que miden la efectividad o no efectividad de la dinámica en cada categoría.

PRESENTACIÓN GENERAL DE RESULTADOS: Tabla 1 Muestra de forma general la información recopilada en las seis familias mexicanas entrevistadas, incluyendo las características del rol del padre.

Familia	Ciclo vital	Enfermedad Psicosomática	Características del Rol del Padre	Escala de Espejel y cols.	Modelo de Evaluación Mc. Master	E.E.F.D.E.
1. Pérez Sánchez	Salida de los hijos adultos de la familia	En el padre, entumecimiento en brazos, migrañas, Dermatitis en brazos.	Aislamiento Depresión	Funcionamiento familiar Disfuncional	Funcionamiento Ineficaz	Desvinculación en afectos positivos, familia rígida, muestra conflicto en relaciones
2.Gálvez López	Adolescencia	Dermatitis atópica en hijo mayor	Aislamiento	Funcionamiento familiar Disfuncional	Funcionamiento Ineficaz/ eficaz	Relaciones distantes del padre y los hijos, sobreprotección materna
3.Reyes Torres	Salida de los hijos adultos de la familia	Obesidad en hija mayor, temblores en brazos y piernas	Rigidez	Funciona-miento Disfuncional	Funciona-miento Ineficaz	Relaciones de conflicto, límites difusos, distanciamiento entre los miembros
4. Ruiz Olmedo	Salida de los hijos adultos de la familia	Síndrome del colon irritable, Dolor abdominal recurrente (D.A.R.) en la esposa	Rigidez, Ausentismo Y Enfermedad	Funcionamiento Muy Disfuncional	Funcionamiento Ineficaz	Relaciones conflictivas entre padres e hijos, sobreprotección de la madre hacia el nieto
5. Gómez Frías	Hijos pequeños en edad escolar	Asma en el hijo mayor	Rigidez, ausentismo, enfermedad proveedor	Funcionamiento disfuncional	Funcionamiento ineficaz	Relaciones distantes conflictivas entre padres e hijos
6. Zarate Cruz	adolescencia	Síndrome del colon irritable, inicios de anorexia	Ausentismo, depresión, enfermedad, proveedor	Funcionamiento disfuncional	Funcionamiento ineficaz	Relaciones distanciadas entre padres e hijos, conflicto marital.

Instituto Nacional de Enfermedades Respiratorias (INER) e Instituto de la Familia A. C.

Título: Investigación sobre familias que tienen hijos con asma.[8]

Autores: Espejel A. M. E., Esquivel C. M. A., Bautista S. M. L.

Fecha: 2011.

Resumen: Estudio realizado a 32 familias con un panel pre-post utilizando la Escala y aplicando terapia breve según el Modelo de L. Oniss. Antes del tratamiento solo 7 familias tenían un buen funcionamiento, 25 no lo tenían. Después de 10 sesiones, 24 familias lograron funcionar bien y solo ocho no funcionaron adecuadamente. Sin embargo, al seguimiento de un año, solamente una familia hospitalizó a su hijo. Este hallazgo junto con el aislamiento de las familias trascienden las investigaciones previas realizadas en este tipo de padecimientos.

---

[8] Este trabajo fue presentado en el Congreso Internacional de Terapia Familiar en la Ciudad de Estambul en el año de 2004 y publicado en 2011 en la Revista Psicoterapia y Familia. Vol. 24. No. 1.

Centro de estudios e investigación sobre la familia, IFAC
Título: Investigación sobre el poder y autoridad del paciente infantil con asma, en su familia.
Autores: Bautista S. M. L., Esquivel C. M. A.,
Tesis para optar por el grado de Maestría en Terapia Familiar.
Fecha: 2010

Población: Familias que acuden a terapia familiar en el servicio de Neumopediatría del Instituto Nacional de Enfermedades Respiratorias de la Secretaría de Salud (INER).

Herramientas: Observación de las familias.

Modelo de evaluación Estructural de Salvador Minuchin
Modelo de Luigi Onnis para el tratamiento de los problemas mente cuerpo.
Escala de Funcionamiento Familiar de Espejel.
Evaluación de objetivos a corto plazo.
Diseño de estrategias de intervención
Equipo de observación (Alumnos en entrenamiento de la Maestría en Terapia Familiar del Instituto de la Familia, A. C.

Diseño de la Investigación: Se realizó el análisis estadístico de autoridad y control cruzándolos con estructura familiar, estado civil, ciclo vital, género, tiempo de relación, edad de cada uno de los padres, escolaridad y ocupación de los mismos.

Conclusiones: Después del análisis de los datos se concluyó lo siguiente: cuando la autoridad de los padres es ineficiente, el poder está depositado en el Niño que padece asma. El poder que tiene el paciente se extiende a toda la familia y aún al sistema hospitalario.

Los resultados constatan que cuando las crisis asmáticas o la enfermedad del asma son manejadas de manera multi- disciplinaria y las familias ejercen la autoridad de manera adecuada y establecen los límites, la evolución del padecimiento es favorable y los internamientos pueden reducirse hasta en un 96 por ciento de acuerdo con la primera investigación realizada por la doctora Espejel y cols. (2004)

Es contundente advertir que la esencia de una familia es el manejo adecuado de la autoridad, pues de esta depende el orden en la misma, esto sucede cuando cada uno de los miembros asume el rol que le corresponde dentro del sistema.

Con frecuencia se observan conductas sobre protectoras de los padres hacia el paciente identificado que alteran la dinámica de la familia, tanto en el sub- sistema parental como en el filial.

La sobreprotección se exacerba ante los cambios climáticos, también ante la hospitalización o el miedo a la muerte.

El miedo a la pérdida es una constante en las familias psicosomáticas, inclusive se ha observado que existe mayor disposición y necesidad de participar en el tratamiento de terapia familiar en las familias donde el paciente ha sido internado, a diferencia de las que acuden solo a consulta externa.

Es evidente que la eficiencia del tratamiento terapéutico en familias de pacientes con asma depende de varios factores como son: el ciclo vital por el que atraviesa la familia, la estructura familiar, el nivel escolar de los padres, su ocupación, su edad y"*por supuesto, la forma de relación de los mismos*" (el agregado es de la doctora Espejel).

La bondad del tratamiento se refleja en los resultados obtenidos con la colaboración entre las familias, los terapeutas y las Instituciones IFAC e INER.

¿Porque los padres se vuelven permisibles ante la enfermedad?

Ante las crisis de asma el entorno que viven los padres es de miedo y temor a una posible pérdida del hijo enfermo, esto da lugar a una disminución de la autoridad aunado a un deficiente modo de control en la conducta, que confiere al hijo un poder que altera la estructura familiar.

La escolaridad de los padres influye en el manejo de la autoridad ya que de acuerdo a los resultados a mayor nivel de escolaridad, los padres tienen más recursos para llevar el tratamiento y poner en práctica la información que reciben.

En las familias extensas y semi- extensas el manejo de la autoridad resulta difícil para entenderlo tanto para el terapeuta, como para la familia nuclear debido a la dificultad que tiene la familia de origen para desprenderse de su jerarquía.

La intervención de la terapia familiar adicional al tratamiento médico de los niños con asma es exitosa y de acuerdo con los resultados estadísticos el margen de error es de 0.001. Lo que quiere decir que de cada mil familias en solo una no funciona el tratamiento.

Instituto nacional de Enfermedades Respiratorias, INER e Instituto de la Familia A. C. IFAC.
Título: Investigación con familias que tienen uno o más miembros que consumen tabaco[9].
Autoras: Espejel A. M. E., Gudiño S. M., Huitrón G., Valdés A. S. (+), Pacheco C.
Fecha: 2007

Resumen: Sólo se agregan los resultados finales que no fueron íntegramente indicados en la publicación del 2008.
N—20 familias.

Resultados: Autoridad: 41.7, Control: 41.4, Supervisión: 55.5, Afecto positivo: 41, Apoyo: 46,4, Conducta Disruptiva: 37.9, Comunicación: 35.6, afecto negativo: 40.2, **Recursos:** 39.
Puntaje Total de 42.07 lo que nos indica que estas familias cursan por un estado de disfuncionalidad debido a la ansiedad que experimentan; sin embargo están atentas a ello, se vigilan y acuden a tratamiento: veáse el puntaje de supervisión por arriba de la media aritmética).*

*
,,

---

[9] Artículo publicado en la Revista Psicoterapia y Familia Vol. 21 No. 1 Año 2008 con el título de: "Un asomo al funcionamiento familiar del fumador.

Centro de Estudios e Investigación sobre la Familia, IFAC.
Funcionamiento sistémico de las familias que tienen un padre o madre
marino militar.
Autora: Chávez R. O.D.
Fecha: 2012.

Este estudio abordó el funcionamiento familiar de 30 familias en el Centro Médico Naval de la Ciudad de México, en las que alguno de los progenitores es Marino Militar.

Desde el enfoque sistémico integrativo relacional, con perspectiva de género, se aplicó la Escala de Funcionamiento Familiar para identificar su comportamiento en autoridad, control y orden, supervisión afecto positivo, apoyo, manejo de conductas disruptivas, comunicación, afecto negativo y recursos.

Hipótesis: Las familias de estas características que solicitan apoyo terapéutico por voluntad propia o por interconsulta de algún otro hospital, son disfuncionales.

Se utilizó un diseño no experimental, comparativo, transversal de corte cuanti cualitativo. El manejo estadístico fue el coeficiente de correlación de Pearson.

Aunque los resultados no fueron estadísticamente significativos, se obtuvieron datos sociodemográficos, tipos de familia, tiempo de unión y se encontró más funcionalidad en donde el padre es el marino militar. Las áreas menos disfuncionales fueron supervisión y apoyo; las que resultaron más disfuncionales fueron comunicación, conductas de malestar y enojo. Se confirmó la hipótesis: Las familias en donde la madre trabaja de militar producen mayor disfunción en el sistema, que cuando es el padre militar; sin embargo desde el punto de vista estadístico, no es significativo.

EPÍLOGO

No puedo dejar de reconocer el orgullo que siento al ver estos resultados.
Tampoco puedo dejar de agradecer a todos los académicos que al investigar pensaron en aplicar la escala de funcionamiento familiar como un instrumento confiable y valido para evaluar a las familias.

Quiero agradecer también infinitamente a la editorial académica española la acogida que han dado a este trabajo para su publicación

Tantos años de trabajo conjunto con colegas, maestros y expertos en familia en que me apoyaron ampliamente, ven ahora los frutos; es por ello, que esta publicación es un agradecimiento y un tributo a todos los participantes y a las instituciones que las respaldaron, todas ellas de gran prestigio en México dentro de ámbito de la salud y la educación. Un agradecimiento especial a Raymundo Macías, Sarita Mekler, Luis Leñero, Leopoldo Chagoya y Lauro Estrada, todos fundadores y formadores míos en el Instituto de la Familia, A.C.

A través del análisis de los resultados de la mayoría de las investigaciones podemos ver las fortalezas de nuestras familias con el buen funcionamiento predominante en las de población abierta (las que no asisten a consulta) y en las familias clínicas llamadas así porque entre sus integrantes hay uno o más que padecen o tienen algún problema. En ellas podemos ver la resiliencia, el apoyo y el afecto que se dan y cuando asisten a tratamiento familiar, el cuidado y la supervisión que ejercen para que el paciente identificado controle su padecimiento y salga adelante.

Los resultados superan el mito de que todas las familias que tienen un miembro con alguna capacidad diferente, son disfuncionales; la presentación de algunos resultados como lo muestran las investigaciones sobre "Parálisis cerebral infantil", "Hipoacusia y Debilidad Visual" y otras, nos muestran lo contrario.

Del contenido de estas investigaciones se desprende la flexibilidad de las familias al recibir tratamiento familiar complementario al médico, cuando es necesario, como en el caso del asma. Algunas de las investigaciones presentadas nos muestran claramente los cambios cuali y cuantitativos antes y después de la terapia familiar.

Por lo anterior podemos concluir que nuestras familias mexicanas son apoyadoras, afectivas y responsables y cuando aceptan la terapia familiar salen de ella exitosamente. Vemos también que no alcanzan una calidad óptima en la comunicación, en la permisividad de los afectos negativos y en el manejo adecuado de las conductas disruptivas.

En cuanto al funcionamiento familiar en otros países tenemos el caso del proyecto APOIAR mencionado en la primera sección y las familias con intento suicida evaluadas en el Hospital Salvador Allende en la Ciudad de la Habana, Cuba, publicado este último en la segunda edición del Manual de la Escala de Funcionamiento Familiar editado IFAC en 2008.

Vale la pena también mencionar a la Fundación JUCONI quien tradujo la escala a un dialecto africano con el fin de evaluar familias en esas latitudes. Ojalá que pronto concluyan los resultados y nos puedan compartir las dinámicas y el funcionamiento de esas familias.

Es mi deseo que las investigaciones sobre las familias y parejas sigan adelante para que los profesionales de la salud y otras disciplinas, así como los terapeutas familiares podamos trabajar sobre datos duros, basados en evidencias con los cuales se puedan lograr mejores redes de bienestar y de atención terapéutica.

ÍNDICE DE AUTORES

	PAG
Stanton y Todd.	76
Stengers, I.	32
Tardivo, L. S. P. C. T.	35,38
Téllez, M. M. V.	26
Trejo, M. M.	43
Valdés, A. S.	97
Winnicott, D. W.	35,38
Yamamoto, K.	35,38
Zarate, G. A.	26

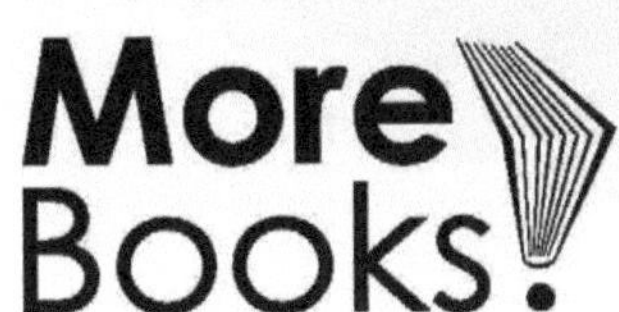

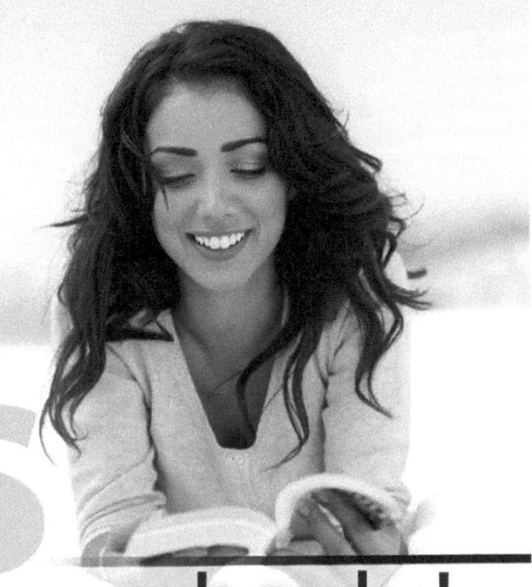

yes
I want morebooks!

Buy your books fast and straightforward online - at one of the world's fastest growing online book stores! Environmentally sound due to Print-on-Demand technologies.

Buy your books online at
www.get-morebooks.com

¡Compre sus libros rápido y directo en internet, en una de las librerías en línea con mayor crecimiento en el mundo! Producción que protege el medio ambiente a través de las tecnologías de impresión bajo demanda.

Compre sus libros online en
www.morebooks.es

SIA OmniScriptum Publishing
Brivibas gatve 1 97
LV-103 9 Riga, Latvia
Telefax: +371 68620455

info@omniscriptum.com
www.omniscriptum.com

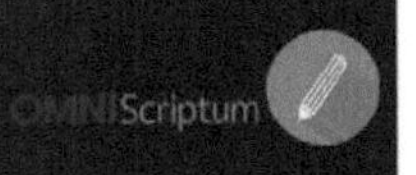

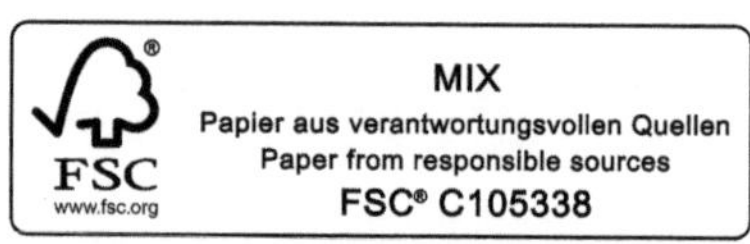

Printed by Books on Demand GmbH, Norderstedt / Germany